Bipolare Depression

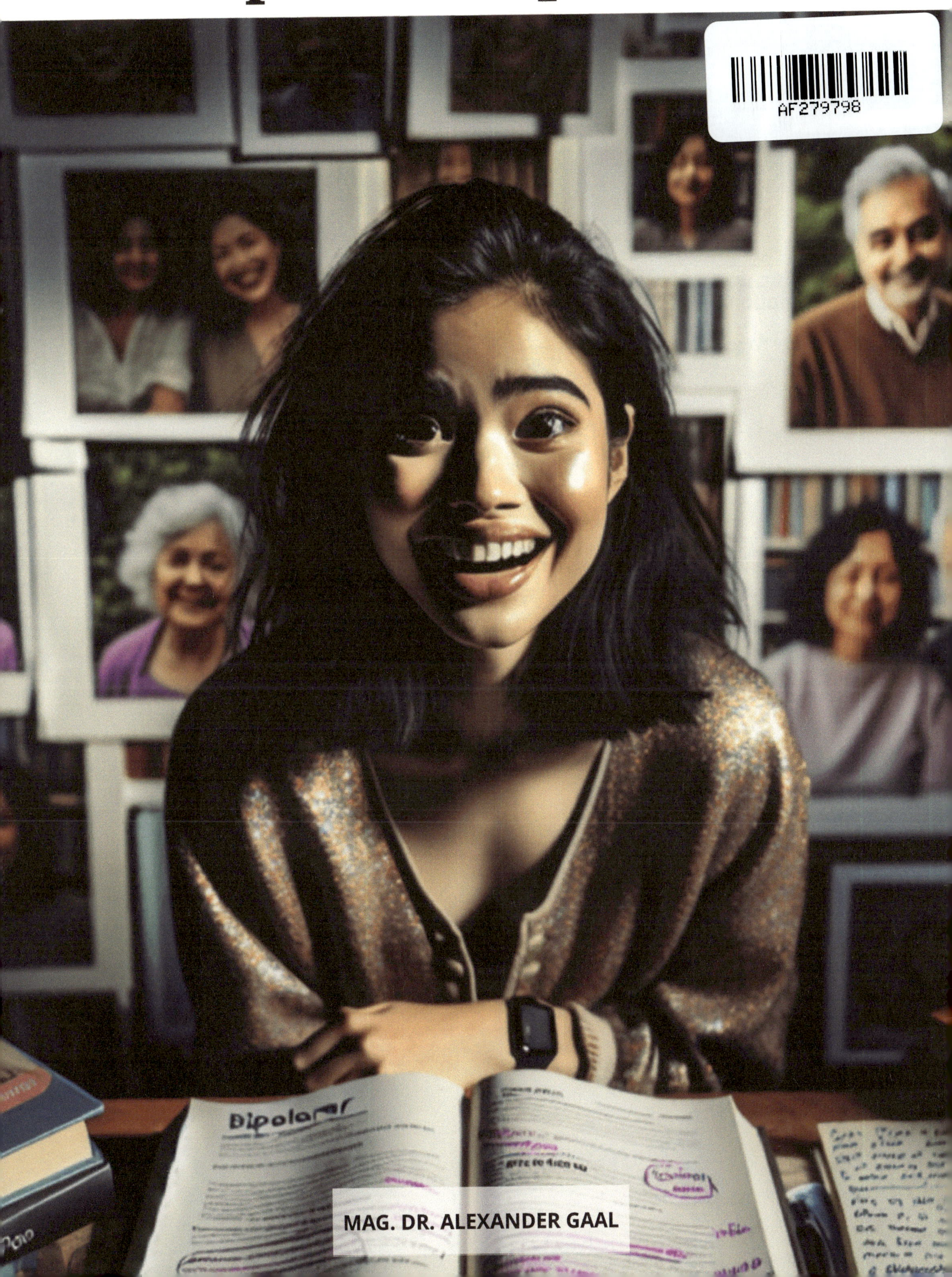

MAG. DR. ALEXANDER GAAL

INHALTSVERZEICHNIS

1

Einführung in die bipolare Depression

1.1 Definition der bipolaren Depression

Die bipolare Depression ist eine spezifische Form der bipolaren Störung, die durch wiederkehrende Episoden von depressiven Phasen gekennzeichnet ist, die sich mit manischen oder hypomanischen Phasen abwechseln können. Diese Erkrankung wird oft als komplex und vielschichtig beschrieben, da sie nicht nur die Stimmung des Betroffenen beeinflusst, sondern auch dessen Verhalten, Denkweise und allgemeine Lebensqualität erheblich beeinträchtigen kann.

Im Gegensatz zu unipolarer Depression, bei der ausschließlich depressive Episoden auftreten, umfasst die bipolare Depression sowohl depressive als auch manische Zustände. Manische Phasen sind durch übermäßige Energie, gesteigertes Selbstbewusstsein und oft impulsives Verhalten gekennzeichnet. In den depressiven Phasen hingegen erleben Betroffene Gefühle von Traurigkeit, Hoffnungslosigkeit und Antriebslosigkeit. Diese extremen Stimmungsschwankungen können innerhalb weniger Tage oder Wochen auftreten und stellen eine erhebliche Herausforderung für das tägliche Leben dar.

Die Diagnose einer bipolaren Depression erfolgt in der Regel anhand spezifischer Kriterien im DSM-5 (Diagnostisches und Statistisches Manual Psychischer Störungen). Zu den häufigsten Symptomen gehören:

- Lang anhaltende Traurigkeit oder Leere
- Verlust des Interesses an Aktivitäten, die zuvor Freude bereitet haben
- Energieverlust oder Müdigkeit
- Schlafstörungen (Schlaflosigkeit oder übermäßiges Schlafen)
- Konzentrationsschwierigkeiten

Ein weiterer wichtiger Aspekt der bipolaren Depression ist ihre genetische Komponente. Studien zeigen, dass familiäre Häufungen auf eine erbliche Veranlagung hinweisen können. Umweltfaktoren wie Stress oder traumatische Erlebnisse spielen ebenfalls eine entscheidende Rolle bei der Auslösung von Episoden.

Insgesamt ist es wichtig zu betonen, dass bipolar-depressive Erkrankungen ernst genommen werden müssen. Eine frühzeitige Diagnose und geeignete Behandlung sind entscheidend für das Management dieser komplexen Erkrankung und zur Verbesserung der Lebensqualität der Betroffenen.

1.2 Häufigkeit und Verbreitung

Die Häufigkeit und Verbreitung der bipolaren Depression ist ein bedeutendes Thema, das sowohl für die medizinische Forschung als auch für die klinische Praxis von großer Relevanz ist. Schätzungen zufolge leiden weltweit etwa 1-3% der Bevölkerung an einer bipolaren Störung, wobei die bipolare Depression eine häufige Form dieser Erkrankung darstellt. Diese Zahlen verdeutlichen, dass es sich um eine weit verbreitete psychische Erkrankung handelt, die in verschiedenen Altersgruppen und sozialen Schichten auftreten kann.

Die Prävalenz der bipolaren Depression variiert jedoch je nach Region und ethnischer Zugehörigkeit. In einigen Studien wurde festgestellt, dass bestimmte Bevölkerungsgruppen ein höheres Risiko aufweisen, während andere möglicherweise unterdiagnostiziert sind. Beispielsweise zeigen Untersuchungen in nordamerikanischen und europäischen Ländern höhere Raten im Vergleich zu asiatischen Ländern. Dies könnte teilweise auf kulturelle Unterschiede in der Wahrnehmung von psychischen Erkrankungen sowie auf den Zugang zu Gesundheitsdiensten zurückzuführen sein.

Ein weiterer wichtiger Aspekt ist das Geschlecht: Frauen scheinen häufiger an bipolaren Störungen zu erkranken als Männer, wobei bei ihnen oft eine stärkere Ausprägung der depressiven Phasen beobachtet wird. Diese geschlechtsspezifischen Unterschiede können durch biologische Faktoren sowie durch unterschiedliche soziale Rollen und Stressoren bedingt sein.

Zusätzlich zur Geschlechterverteilung spielt auch das Alter eine entscheidende Rolle bei der Diagnose und dem Auftreten von Episoden. Die meisten Betroffenen erleben ihre ersten Symptome im späten Jugendalter oder frühen Erwachsenenalter, was darauf hinweist, dass frühe Interventionen entscheidend sein könnten, um den Verlauf der Krankheit positiv zu beeinflussen.

Insgesamt zeigt sich, dass die bipolare Depression nicht nur eine individuelle Herausforderung darstellt, sondern auch gesellschaftliche Auswirkungen hat. Die hohe Prävalenz erfordert ein besseres Verständnis und mehr Ressourcen für Diagnostik und Therapie sowie Aufklärungskampagnen zur Entstigmatisierung psychischer Erkrankungen in der Gesellschaft.

1.3 Auswirkungen auf Betroffene und Angehörige

Die bipolare Depression hat weitreichende Auswirkungen, die nicht nur die betroffenen Personen selbst, sondern auch deren Angehörige erheblich betreffen. Diese Erkrankung ist durch extreme Stimmungsschwankungen gekennzeichnet, die von tiefen depressiven Phasen bis hin zu manischen Episoden reichen können. Die emotionalen und psychologischen Belastungen, die mit dieser Störung einhergehen, sind oft überwältigend und erfordern ein tiefes Verständnis sowie Unterstützung aus dem sozialen Umfeld.

Für Betroffene kann die bipolare Depression zu einem Verlust an Lebensqualität führen. Während der depressiven Phasen erleben viele Menschen Gefühle der Hoffnungslosigkeit, Antriebslosigkeit und Isolation. Diese Symptome können dazu führen, dass alltägliche Aktivitäten wie Arbeit oder soziale Interaktionen stark eingeschränkt werden. In den manischen Phasen hingegen kann es zu impulsivem Verhalten kommen, was das Risiko für finanzielle Probleme oder zwischenmenschliche Konflikte erhöht.

Angehörige stehen vor der Herausforderung, mit den extremen Verhaltensweisen und Emotionen ihrer Liebsten umzugehen. Oft fühlen sie sich hilflos oder überfordert, insbesondere wenn sie Zeugen von Krisensituationen werden. Die ständige Sorge um das Wohlbefinden des Betroffenen kann zu erheblichem emotionalen Stress führen. Viele Angehörige berichten von Gefühlen der Traurigkeit, Wut oder sogar Schuldgefühlen, da sie glauben, nicht genug tun zu können.

- Die Kommunikation innerhalb der Familie kann leiden; Missverständnisse und Konflikte sind häufig.

- Angehörige benötigen oft selbst Unterstützung in Form von Selbsthilfegruppen oder Therapie.

- Die Stigmatisierung psychischer Erkrankungen kann dazu führen, dass Familienangehörige sich isoliert fühlen.

Zusätzlich haben Studien gezeigt, dass Kinder von Eltern mit bipolarer Depression ein höheres Risiko für psychische Erkrankungen aufweisen können. Dies verdeutlicht die Notwendigkeit einer frühzeitigen Intervention und eines umfassenden Unterstützungsnetzwerks für alle Beteiligten. Ein offener Dialog über die Erkrankung sowie Aufklärung über deren Auswirkungen sind entscheidend für eine positive Bewältigung sowohl für Betroffene als auch für ihre Angehörigen.

2

Symptome der bipolaren Depression

2.1 Manische Phase

Die manische Phase ist ein zentrales Merkmal der bipolaren Störung und spielt eine entscheidende Rolle im Verständnis dieser komplexen Erkrankung. Während dieser Phase erleben Betroffene extreme Stimmungsschwankungen, die sich in übermäßiger Euphorie, gesteigertem Selbstbewusstsein und einer erhöhten Energie äußern. Diese Symptome können sowohl das persönliche als auch das soziale Leben erheblich beeinflussen.

Ein typisches Merkmal der manischen Phase ist die **Hyperaktivität**. Menschen in dieser Phase fühlen sich oft unermüdlich und sind in der Lage, mehrere Aufgaben gleichzeitig zu bewältigen. Dies kann zu einer Überlastung führen, da sie häufig ihre Grenzen überschreiten und dabei wichtige Verpflichtungen vernachlässigen. Die gesteigerte Produktivität kann zwar kurzfristig positiv erscheinen, führt jedoch oft zu langfristigen Problemen.

Zusätzlich zur Hyperaktivität sind **Risikoverhalten** und impulsive Entscheidungen häufige Begleiterscheinungen. Betroffene neigen dazu, finanzielle Risiken einzugehen, unüberlegte Beziehungen einzugehen oder gefährliche Aktivitäten auszuführen. Diese Verhaltensweisen können nicht nur die Gesundheit des Einzelnen gefährden, sondern auch das Wohlbefinden von Angehörigen beeinträchtigen.

Ein weiteres charakteristisches Symptom ist die **veränderte Wahrnehmung**. In der manischen Phase berichten viele Betroffene von einem Gefühl der Allmacht oder besonderen Fähigkeiten. Diese verzerrte Selbstwahrnehmung kann dazu führen, dass sie unrealistische Ziele setzen und anstreben, was wiederum zu Enttäuschungen führen kann, wenn diese nicht erreicht werden.

Die Dauer der manischen Episode variiert stark; sie kann von einigen Tagen bis hin zu mehreren Monaten reichen. Es ist wichtig zu beachten, dass diese Phasen nicht isoliert betrachtet werden sollten – sie sind Teil eines größeren Musters von Stimmungsschwankungen innerhalb der bipolaren Störung. Ein frühzeitiges Erkennen und eine angemessene Behandlung sind entscheidend für die Stabilisierung des emotionalen Zustands und die Verbesserung der Lebensqualität der Betroffenen.

2.2 Depressive Phase

Die depressive Phase ist ein zentrales Element der bipolaren Störung und stellt für Betroffene oft eine besonders herausfordernde Zeit dar. In dieser Phase erleben die Patienten tiefgreifende Gefühle von Traurigkeit, Hoffnungslosigkeit und innerer Leere. Diese Symptome können das tägliche Leben erheblich beeinträchtigen und führen häufig zu einem Rückzug aus sozialen Aktivitäten sowie zu Schwierigkeiten im beruflichen Umfeld.

Ein charakteristisches Merkmal der depressiven Phase ist die **Anhedonie**, das Unvermögen, Freude oder Interesse an Aktivitäten zu empfinden, die zuvor als angenehm empfunden wurden. Dies kann dazu führen, dass Betroffene ihre Hobbys aufgeben oder sich von Freunden und Familie isolieren. Die emotionale Taubheit verstärkt das Gefühl der Einsamkeit und des Missmuts.

Zusätzlich zur Anhedonie sind **Schlafstörungen** weit verbreitet. Viele Menschen in der depressiven Phase leiden unter Schlaflosigkeit oder übermäßigem Schlafbedürfnis, was den Teufelskreis von Müdigkeit und emotionaler Erschöpfung weiter verstärken kann. Diese Veränderungen im Schlafrhythmus beeinflussen nicht nur die Stimmung, sondern auch die kognitive Leistungsfähigkeit, was zu Konzentrationsschwierigkeiten führt.

Ein weiteres häufiges Symptom ist die **veränderte Appetit- und Gewichtsregulation**. Einige Betroffene verlieren stark an Gewicht aufgrund eines verminderten Appetits, während andere möglicherweise übermäßig essen, um mit ihren Emotionen umzugehen. Diese körperlichen Veränderungen können zusätzlich zur psychischen Belastung beitragen und das Selbstbild negativ beeinflussen.

In schweren Fällen kann es sogar zu Suizidgedanken kommen, weshalb es entscheidend ist, diese Symptome ernst zu nehmen und rechtzeitig professionelle Hilfe in Anspruch zu nehmen. Eine frühzeitige Intervention durch Psychotherapie oder medikamentöse Behandlung kann helfen, die depressive Episode abzumildern und den Betroffenen wieder Stabilität im Alltag zu ermöglichen.

2.3 Gemischte Episoden

Gemischte Episoden sind ein charakteristisches Merkmal der bipolaren Störung und stellen eine komplexe Herausforderung für Betroffene dar. In diesen Phasen treten sowohl depressive als auch manische Symptome gleichzeitig auf, was zu einer verwirrenden und oft belastenden emotionalen Erfahrung führt. Diese Episode kann sich in unterschiedlichen Intensitäten und Kombinationen manifestieren, was die Diagnose und Behandlung erschwert.

Ein zentrales Merkmal gemischter Episoden ist die **emotionale Ambivalenz**. Betroffene können beispielsweise gleichzeitig Anzeichen von Traurigkeit und Hoffnungslosigkeit zeigen, während sie sich gleichzeitig übermäßig aktiv oder gereizt fühlen. Diese widersprüchlichen Gefühle können zu einem erhöhten Stresslevel führen, da die Patienten Schwierigkeiten haben, ihre Emotionen zu regulieren und zu verstehen. Oft berichten sie von einem Gefühl der inneren Zerrissenheit, das es ihnen schwer macht, Entscheidungen zu treffen oder alltägliche Aufgaben zu bewältigen.

Die **Kombination von Symptomen** kann auch das Risiko für impulsives Verhalten erhöhen. Menschen in gemischten Episoden neigen dazu, riskante Entscheidungen zu treffen oder sich in gefährliche Situationen zu begeben, da die manischen Impulse mit den depressiven Gefühlen kollidieren. Dies kann nicht nur das persönliche Wohlbefinden gefährden, sondern auch Beziehungen belasten und berufliche Herausforderungen mit sich bringen.

Zusätzlich sind **Schlafstörungen** häufig anzutreffen; viele Betroffene erleben Schlaflosigkeit kombiniert mit einer erhöhten Energie während des Tages. Diese Dysregulation des Schlaf-Wach-Rhythmus verstärkt die Symptome weiter und trägt zur allgemeinen Erschöpfung bei. Die Unfähigkeit, einen stabilen Schlafrhythmus aufrechtzuerhalten, hat weitreichende Auswirkungen auf die psychische Gesundheit und das tägliche Leben der Betroffenen.

Die Behandlung gemischter Episoden erfordert oft eine sorgfältige Anpassung der Therapieansätze. Eine Kombination aus medikamentöser Therapie – wie Stimmungsstabilisatoren – sowie Psychotherapie kann helfen, die Symptome besser zu kontrollieren und den Patienten Strategien zur Bewältigung ihrer emotionalen Herausforderungen an die Hand zu geben. Ein frühzeitiges Erkennen dieser Episoden ist entscheidend für eine erfolgreiche Intervention.

3

Emotionale Herausforderungen

3.1 Psychologische Auswirkungen der Manie

Die manische Phase einer bipolaren Störung ist nicht nur durch übermäßige Euphorie und gesteigerte Energie gekennzeichnet, sondern hat auch tiefgreifende psychologische Auswirkungen auf die Betroffenen. Diese Phase kann zu einem verzerrten Selbstbild führen, in dem die Person sich als unbesiegbar oder außergewöhnlich talentiert wahrnimmt. Diese Überzeugungen können dazu führen, dass sie riskante Entscheidungen trifft, die sowohl persönliche als auch berufliche Konsequenzen nach sich ziehen.

Ein zentrales Merkmal der Manie ist das Gefühl der Entgrenzung. Die Betroffenen erleben oft eine extreme Reizbarkeit und eine geringe Frustrationstoleranz, was zu Konflikten mit Freunden, Familie und Kollegen führen kann. Diese zwischenmenschlichen Spannungen können das soziale Netzwerk des Individuums erheblich belasten und langfristig zu Isolation führen. Zudem sind viele Menschen in dieser Phase anfällig für impulsives Verhalten, was häufig in finanziellen Schwierigkeiten oder rechtlichen Problemen resultiert.

Die psychologischen Herausforderungen während einer manischen Episode sind vielfältig. Viele Betroffene berichten von Schlaflosigkeit und einem verminderten Bedürfnis nach Ruhe, was ihre kognitive Leistungsfähigkeit beeinträchtigen kann. Dies führt oft zu Konzentrationsschwierigkeiten und Gedächtnisproblemen, die den Alltag zusätzlich erschweren. In extremen Fällen kann es sogar zu psychotischen Symptomen kommen, wie Wahnvorstellungen oder Halluzinationen, die das Urteilsvermögen weiter trüben.

Ein weiterer wichtiger Aspekt ist das Gefühl der Scham oder Schuld nach einer manischen Episode. Wenn die Betroffenen aus ihrer euphorischen Stimmung zurückkehren und die Folgen ihres Verhaltens erkennen, können sie unter starkem emotionalem Stress leiden. Dieses Aufeinandertreffen mit der Realität kann depressive Symptome hervorrufen und den Kreislauf der bipolaren Störung verstärken.

Zusammenfassend lässt sich sagen, dass die psychologischen Auswirkungen der Manie weitreichend sind und nicht nur das individuelle Wohlbefinden beeinträchtigen, sondern auch Beziehungen und Lebensqualität erheblich beeinflussen können. Ein besseres Verständnis dieser Dynamiken ist entscheidend für eine effektive Behandlung und Unterstützung von Betroffenen.

3.2 Psychologische Auswirkungen der Depression

Die psychologischen Auswirkungen der Depression sind vielschichtig und betreffen nicht nur das individuelle Wohlbefinden, sondern auch die sozialen Beziehungen und die Lebensqualität der Betroffenen. Diese Erkrankung kann zu einem tiefen Gefühl der Hoffnungslosigkeit führen, das sich in einer negativen Selbstwahrnehmung manifestiert. Viele Menschen mit Depressionen empfinden sich als wertlos oder unfähig, was ihre Motivation und ihr Selbstvertrauen erheblich beeinträchtigt.

Ein zentrales Merkmal der Depression ist die emotionale Taubheit. Betroffene berichten häufig von einem Verlust an Freude und Interesse an Aktivitäten, die ihnen früher Spaß gemacht haben. Diese Anhedonie kann dazu führen, dass sie sich von Freunden und Familie isolieren, was wiederum soziale Unterstützung verringert und den Zustand verschlechtert. Die ständige innere Leere wird oft von intensiven Schuld- oder Schamgefühlen begleitet, die es den Betroffenen erschweren, Hilfe zu suchen oder anzunehmen.

Zusätzlich können kognitive Beeinträchtigungen auftreten, wie Konzentrationsschwierigkeiten und Gedächtnisprobleme. Diese Symptome beeinflussen nicht nur das tägliche Leben, sondern auch die berufliche Leistungsfähigkeit. In vielen Fällen führt dies zu einem Teufelskreis: Die Unfähigkeit, Aufgaben erfolgreich zu bewältigen, verstärkt das Gefühl des Versagens und vertieft die depressive Stimmung.

Ein weiterer wichtiger Aspekt sind die somatischen Beschwerden, die häufig mit Depressionen einhergehen. Körperliche Symptome wie Schlafstörungen oder chronische Schmerzen können sowohl Ursache als auch Folge der psychischen Erkrankung sein. Diese körperlichen Manifestationen tragen zur Stigmatisierung bei; viele Betroffene fühlen sich missverstanden oder nicht ernst genommen.

Schließlich ist es wichtig zu betonen, dass Depressionen nicht nur eine individuelle Herausforderung darstellen; sie haben auch weitreichende gesellschaftliche Konsequenzen. Die Belastung für das Gesundheitssystem sowie für Arbeitgeber durch Fehlzeiten und verminderte Produktivität ist erheblich. Ein besseres Verständnis dieser psychologischen Auswirkungen ist entscheidend für eine effektive Behandlung und Unterstützung von Menschen mit Depressionen.

3.3 Bewältigungsmechanismen

Die Bewältigungsmechanismen, die Menschen mit Depressionen entwickeln, sind entscheidend für den Umgang mit den emotionalen Herausforderungen dieser Erkrankung. Diese Mechanismen können sowohl adaptive als auch maladaptive Formen annehmen und beeinflussen maßgeblich den Verlauf der Depression sowie die Lebensqualität der Betroffenen.

Adaptive Bewältigungsmechanismen sind Strategien, die es den Betroffenen ermöglichen, ihre Emotionen zu regulieren und sich aktiv mit ihren Herausforderungen auseinanderzusetzen. Dazu gehören beispielsweise das Suchen von sozialer Unterstützung, das Führen eines Tagebuchs oder das Praktizieren von Achtsamkeit. Diese Methoden fördern nicht nur das emotionale Wohlbefinden, sondern helfen auch dabei, negative Gedankenmuster zu durchbrechen und eine positive Perspektive zu entwickeln.

Ein Beispiel für einen effektiven Bewältigungsmechanismus ist die kognitive Umstrukturierung. Hierbei lernen Betroffene, ihre negativen Gedanken zu hinterfragen und durch realistischere Überzeugungen zu ersetzen. Dies kann dazu beitragen, das Gefühl der Hoffnungslosigkeit zu verringern und ein stärkeres Selbstwertgefühl aufzubauen. Zudem zeigt Forschung, dass körperliche Aktivitäten wie Sport nicht nur die Stimmung heben können, sondern auch als hervorragendes Mittel zur Stressbewältigung dienen.

Auf der anderen Seite gibt es maladaptive Bewältigungsmechanismen, die kurzfristig Erleichterung verschaffen können, jedoch langfristig schädlich sind. Dazu zählen Verdrängung von Gefühlen, übermäßiger Alkohol- oder Drogenkonsum sowie soziale Isolation. Diese Strategien führen oft dazu, dass sich die Symptome der Depression verstärken und eine gesunde Verarbeitung der Emotionen behindert wird.

Es ist wichtig zu betonen, dass jeder Mensch unterschiedlich auf Stressoren reagiert und daher individuelle Bewältigungsstrategien entwickelt. Die Förderung gesunder Bewältigungsmechanismen sollte Teil einer umfassenden Therapie sein. Psychotherapie kann hierbei eine wertvolle Unterstützung bieten; Therapeuten helfen den Betroffenen dabei, geeignete Strategien zu identifizieren und anzuwenden.

Insgesamt spielen Bewältigungsmechanismen eine zentrale Rolle im Umgang mit Depressionen. Ein besseres Verständnis dieser Mechanismen kann nicht nur den Betroffenen selbst helfen, sondern auch Angehörigen und Fachleuten wertvolle Einsichten geben.

4

Biologische Faktoren

4.1 Genetische Einflüsse

Die genetischen Einflüsse auf bipolare Depression sind ein zentrales Thema in der Forschung zur Ätiologie dieser komplexen Erkrankung. Studien zeigen, dass eine familiäre Häufung von bipolaren Störungen darauf hindeutet, dass genetische Faktoren eine signifikante Rolle spielen. Zwillingsstudien haben ergeben, dass die Konkordanzrate für bipolare Störung bei eineiigen Zwillingen deutlich höher ist als bei zweieiigen Zwillingen, was die Annahme unterstützt, dass genetische Prädispositionen zur Entwicklung dieser Erkrankung beitragen.

Ein wichtiger Aspekt der genetischen Forschung ist die Identifizierung spezifischer Gene und deren Varianten, die mit bipolarer Depression assoziiert sind. Genomweite Assoziationsstudien (GWAS) haben mehrere Risikogene identifiziert, darunter solche, die an der Regulation von Neurotransmittern wie Serotonin und Dopamin beteiligt sind. Diese Neurotransmitter spielen eine entscheidende Rolle in der Stimmungskontrolle und können erklären, warum bestimmte Menschen anfälliger für extreme Stimmungsschwankungen sind.

Darüber hinaus wird angenommen, dass epigenetische Mechanismen – Veränderungen in der Genexpression ohne Veränderung der DNA-Sequenz – ebenfalls einen Einfluss auf das Risiko für bipolare Störungen haben können. Stressfaktoren oder traumatische Erlebnisse können epigenetische Modifikationen hervorrufen, die wiederum das Risiko erhöhen können, an einer bipolaren Störung zu erkranken. Dies deutet darauf hin, dass es nicht nur um vererbte Gene geht, sondern auch um deren Wechselwirkungen mit Umweltfaktoren.

Die Erforschung genetischer Einflüsse hat auch praktische Implikationen für die Behandlung von bipolarer Depression. Ein besseres Verständnis der genetischen Grundlagen könnte dazu führen, dass personalisierte Therapieansätze entwickelt werden, die auf den individuellen genetischen Profilen der Patienten basieren. Solche Ansätze könnten helfen, wirksamere Behandlungsstrategien zu entwickeln und möglicherweise auch präventive Maßnahmen zu fördern.

Insgesamt verdeutlicht die Untersuchung genetischer Einflusse auf bipolare Depression die Komplexität dieser Erkrankung und unterstreicht die Notwendigkeit eines interdisziplinären Ansatzes in Forschung und Behandlung.

4.2 Neurobiologische Aspekte

Die neurobiologischen Aspekte der bipolaren Depression sind entscheidend für das Verständnis der zugrunde liegenden Mechanismen dieser komplexen Erkrankung. Sie umfassen die Untersuchung von Gehirnstrukturen, Neurotransmittern und deren Wechselwirkungen, die alle eine Rolle bei der Entstehung und dem Verlauf der Störung spielen.

Ein zentrales Element in der neurobiologischen Forschung ist die Rolle von Neurotransmittern wie Serotonin, Dopamin und Noradrenalin. Diese chemischen Botenstoffe sind entscheidend für die Regulierung von Stimmung, Emotionen und Verhalten. Bei Patienten mit bipolarer Depression zeigen Studien häufig Dysregulationen in den Systemen dieser Neurotransmitter. Insbesondere wird angenommen, dass ein Ungleichgewicht zwischen Dopamin und Serotonin zu den extremen Stimmungsschwankungen führt, die charakteristisch für diese Erkrankung sind.

Darüber hinaus haben bildgebende Verfahren wie fMRT (funktionelle Magnetresonanztomographie) gezeigt, dass bestimmte Gehirnregionen bei Menschen mit bipolarer Störung anders funktionieren als bei gesunden Kontrollpersonen. Insbesondere Bereiche wie der präfrontale Kortex, der für Entscheidungsfindung und Impulskontrolle verantwortlich ist, sowie das limbische System, das an emotionalen Reaktionen beteiligt ist, weisen signifikante Unterschiede auf. Diese Veränderungen können erklären, warum Betroffene Schwierigkeiten haben, ihre Emotionen zu regulieren und impulsive Entscheidungen zu treffen.

Ein weiterer wichtiger Aspekt sind die neuroanatomischen Veränderungen im Gehirn von Personen mit bipolarer Depression. Studien haben gezeigt, dass es zu einer Veränderung des Volumens bestimmter Hirnregionen kommen kann, insbesondere des Hippocampus und des Amygdala-Komplexes. Diese strukturellen Veränderungen könnten sowohl genetisch bedingt als auch durch Umweltfaktoren beeinflusst werden.

Zusammenfassend lässt sich sagen, dass die neurobiologischen Aspekte der bipolaren Depression ein vielschichtiges Bild zeichnen. Die Interaktion zwischen genetischen Prädispositionen und neurobiologischen Faktoren ist entscheidend für das Verständnis dieser Erkrankung. Zukünftige Forschungen sollten darauf abzielen, diese komplexen Zusammenhänge weiter zu entschlüsseln und neue therapeutische Ansätze zu entwickeln.

4.3 Hormonelle Veränderungen

Hormonelle Veränderungen spielen eine entscheidende Rolle bei der Entstehung und dem Verlauf von bipolaren Störungen. Diese Veränderungen können sowohl durch biologische als auch durch psychosoziale Faktoren beeinflusst werden und sind oft eng mit den Stimmungsschwankungen verbunden, die für diese Erkrankung charakteristisch sind. Insbesondere die Hormone, die während verschiedener Lebensphasen wie Pubertät, Schwangerschaft oder Menopause schwanken, können signifikante Auswirkungen auf das emotionale Wohlbefinden haben.

Ein zentrales Hormon in diesem Kontext ist Cortisol, das als Stresshormon bekannt ist. Studien zeigen, dass Personen mit bipolarer Störung häufig erhöhte Cortisolspiegel aufweisen, insbesondere in depressiven Phasen. Ein chronisch erhöhter Cortisolspiegel kann zu einer Dysregulation anderer Hormonsysteme führen und somit die Symptome der Erkrankung verstärken. Darüber hinaus gibt es Hinweise darauf, dass eine Überaktivität der Hypothalamus-Hypophysen-Nebennieren-Achse (HHN-Achse) bei Betroffenen vorliegt, was zu einem Ungleichgewicht im Hormonhaushalt führt.

Ein weiterer wichtiger Aspekt sind Geschlechtshormone wie Östrogen und Testosteron. Bei Frauen zeigen sich häufig stärkere Stimmungsschwankungen in Verbindung mit dem Menstruationszyklus oder während der Wechseljahre. Die Schwankungen des Östrogenspiegels können beispielsweise depressive Episoden auslösen oder verstärken. Bei Männern hingegen wird ein niedriger Testosteronspiegel mit einer erhöhten Anfälligkeit für depressive Symptome in Verbindung gebracht.

Zusätzlich zu diesen hormonellen Einflüssen spielt auch die Schilddrüse eine wesentliche Rolle im Zusammenhang mit bipolaren Störungen. Eine Unter- oder Überfunktion der Schilddrüse kann nicht nur körperliche Symptome hervorrufen, sondern auch erhebliche Auswirkungen auf die Stimmungslage haben. Daher ist es wichtig, bei der Diagnose und Behandlung von bipolaren Störungen auch hormonelle Faktoren zu berücksichtigen.

Insgesamt verdeutlichen diese Aspekte die Komplexität der hormonellen Veränderungen und deren Einfluss auf bipolare Störungen. Zukünftige Forschungen sollten sich darauf konzentrieren, diese Zusammenhänge weiter zu untersuchen und mögliche therapeutische Ansätze zu entwickeln, um hormonelle Dysbalancen gezielt anzugehen.

5

Umweltbedingte Faktoren

5.1 Stress und Lebensereignisse

Stress und Lebensereignisse spielen eine entscheidende Rolle bei der Entstehung und dem Verlauf bipolarer Depressionen. Diese Erkrankung ist nicht nur durch genetische Faktoren bedingt, sondern auch stark von äußeren Einflüssen geprägt. Stressoren können sowohl akute als auch chronische Ereignisse umfassen, die das emotionale Gleichgewicht der Betroffenen erheblich stören.

Akute Stressoren sind oft plötzliche Veränderungen im Leben, wie der Verlust eines geliebten Menschen, eine Scheidung oder ein Arbeitsplatzverlust. Solche Ereignisse können einen Schub in die depressive oder manische Phase auslösen. Beispielsweise zeigen Studien, dass Menschen mit einer Vorgeschichte von bipolaren Störungen nach einem traumatischen Erlebnis ein höheres Risiko haben, in eine depressive Episode zu fallen. Die Intensität des erlebten Stresses kann dabei variieren; selbst positive Lebensereignisse wie Heiratsanträge oder Geburten können für einige Betroffene stressig sein und zu Stimmungsschwankungen führen.

Chronische Stressoren hingegen sind langanhaltende Belastungen, die sich über Monate oder Jahre erstrecken können. Dazu zählen finanzielle Sorgen, anhaltende Beziehungsprobleme oder gesundheitliche Herausforderungen. Diese Art von Stress kann die Resilienz der Betroffenen untergraben und sie anfälliger für Stimmungsschwankungen machen. Es ist wichtig zu erkennen, dass nicht jeder Mensch gleich auf Stress reagiert; individuelle Bewältigungsmechanismen spielen hier eine zentrale Rolle.

Ein weiterer Aspekt ist die Wechselwirkung zwischen Stress und biologischen Faktoren. Bei Menschen mit einer genetischen Prädisposition zur bipolaren Störung kann bereits ein geringfügiger Stressor ausreichen, um eine Episode auszulösen. Daher ist es entscheidend, präventive Maßnahmen zu ergreifen und Strategien zur Stressbewältigung zu entwickeln. Techniken wie Achtsamkeitstraining, regelmäßige körperliche Aktivität und soziale Unterstützung können helfen, den Einfluss von Stress auf das psychische Wohlbefinden zu minimieren.

Zusammenfassend lässt sich sagen, dass das Verständnis der Beziehung zwischen Stress und Lebensereignissen sowie deren Auswirkungen auf bipolare Depressionen essenziell ist für die Entwicklung effektiver Behandlungsstrategien und präventiver Ansätze.

Zusammenfassend lässt sich sagen, dass das Verständnis der Beziehung zwischen Stress und Lebensereignissen sowie deren Auswirkungen auf bipolare Depressionen essenziell ist für die Entwicklung effektiver Behandlungsstrategien und präventiver Ansätze.

5.2 Soziale Unterstützungssysteme

Soziale Unterstützungssysteme sind von zentraler Bedeutung für das psychische Wohlbefinden und die Resilienz von Individuen, insbesondere bei der Bewältigung von bipolaren Depressionen. Diese Systeme umfassen Netzwerke aus Familie, Freunden, Kollegen und Gemeinschaftsressourcen, die emotionale, praktische und informative Unterstützung bieten können. Die Qualität und Verfügbarkeit dieser sozialen Ressourcen beeinflussen nicht nur den Umgang mit Stressoren, sondern auch den Verlauf der Erkrankung selbst.

Ein starkes soziales Unterstützungsnetzwerk kann als Puffer gegen Stress wirken. Studien zeigen, dass Menschen mit einer stabilen sozialen Basis weniger anfällig für depressive Episoden sind. Emotionale Unterstützung durch Freunde oder Familienmitglieder kann helfen, negative Gedankenmuster zu durchbrechen und ein Gefühl der Zugehörigkeit zu fördern. Praktische Hilfe, wie etwa Unterstützung im Alltag oder bei der Arbeitssuche, kann zudem dazu beitragen, akute Stressoren zu minimieren.

Die Rolle von Selbsthilfegruppen ist ebenfalls nicht zu unterschätzen. Diese Gruppen bieten Betroffenen einen Raum zum Austausch von Erfahrungen und Strategien zur Bewältigung ihrer Erkrankung. Der Kontakt zu Gleichgesinnten kann das Gefühl der Isolation verringern und Hoffnung geben. In vielen Fällen berichten Teilnehmer solcher Gruppen von einem gesteigerten Selbstwertgefühl und einer verbesserten Lebensqualität.

Darüber hinaus spielt die digitale Vernetzung eine zunehmend wichtige Rolle in sozialen Unterstützungssystemen. Online-Communities ermöglichen es Menschen mit bipolarer Störung, sich über geografische Grenzen hinweg auszutauschen und Informationen sowie emotionale Unterstützung zu erhalten. Diese Form der Vernetzung kann besonders wertvoll sein für Personen, die in ländlichen Gebieten leben oder Schwierigkeiten haben, persönliche Kontakte herzustellen.

Zusammenfassend lässt sich sagen, dass soziale Unterstützungssysteme eine entscheidende Rolle im Umgang mit bipolaren Depressionen spielen. Sie tragen nicht nur zur Stabilisierung des emotionalen Zustands bei, sondern fördern auch die Entwicklung effektiver Bewältigungsmechanismen. Daher ist es wichtig, diese Netzwerke aktiv aufzubauen und zu pflegen.

5.3 Kulturelle Einflüsse

Kulturelle Einflüsse spielen eine entscheidende Rolle im Verständnis und in der Behandlung von bipolaren Depressionen. Sie formen nicht nur die Wahrnehmung von psychischen Erkrankungen, sondern beeinflussen auch die Art und Weise, wie Betroffene Unterstützung suchen und erhalten. In vielen Kulturen gibt es unterschiedliche Auffassungen über psychische Gesundheit, die sich auf das Verhalten und die Einstellungen gegenüber Menschen mit bipolarer Störung auswirken können.

Ein zentraler Aspekt kultureller Einflüsse ist das Stigma, das oft mit psychischen Erkrankungen verbunden ist. In einigen Gesellschaften wird psychische Krankheit als Schwäche oder persönliches Versagen angesehen, was dazu führen kann, dass Betroffene ihre Symptome verbergen oder keine Hilfe in Anspruch nehmen. Dies kann zu einer Verschlechterung des Gesundheitszustands führen und den Zugang zu notwendigen Behandlungen einschränken. Im Gegensatz dazu gibt es Kulturen, in denen psychische Erkrankungen offener diskutiert werden und Unterstützungssysteme stärker ausgeprägt sind.

Darüber hinaus variieren die Bewältigungsmechanismen je nach kulturellem Hintergrund erheblich. Während einige Kulturen einen starken Fokus auf familiäre Unterstützung legen, setzen andere möglicherweise auf spirituelle Praktiken oder Gemeinschaftsressourcen zur Bewältigung von Stressoren. Diese Unterschiede können den Verlauf der Erkrankung beeinflussen und bestimmen, welche Strategien zur Linderung von Symptomen als effektiv wahrgenommen werden.

- **Familienstrukturen:** In kollektivistischen Kulturen spielt die Familie oft eine zentrale Rolle bei der Unterstützung von Angehörigen mit bipolarer Störung.
- **Spirituelle Praktiken:** In vielen Kulturen wird Spiritualität als wichtiger Bestandteil der Heilung betrachtet, was alternative Ansätze zur Behandlung fördert.
- **Zugang zu Ressourcen:** Der Zugang zu psychiatrischer Versorgung kann stark variieren; in einigen Ländern sind spezialisierte Dienste kaum verfügbar.

Letztlich ist es wichtig, kulturelle Faktoren bei der Entwicklung individueller Behandlungspläne zu berücksichtigen. Eine kultur-sensitive Herangehensweise kann helfen, Barrieren abzubauen und effektive Unterstützungsstrategien zu entwickeln, die den Bedürfnissen der Betroffenen gerecht werden. Durch das Verständnis dieser kulturellen Dimensionen können Fachkräfte besser auf die Herausforderungen reagieren, mit denen Menschen mit bipolarer Störung konfrontiert sind.

6

Diagnostische Kriterien und Verfahren

6.1 DSM-5-Kriterien für bipolare Störung

Die bipolare Störung ist eine ernsthafte psychische Erkrankung, die durch extreme Stimmungsschwankungen gekennzeichnet ist, die von manischen bis hin zu depressiven Episoden reichen. Die Diagnose dieser Erkrankung erfolgt gemäß den Kriterien des Diagnostic and Statistical Manual of Mental Disorders, Fifth Edition (DSM-5). Diese Kriterien sind entscheidend, um eine präzise und konsistente Diagnose zu gewährleisten und um geeignete Behandlungsstrategien zu entwickeln.

Gemäß dem DSM-5 müssen für die Diagnose einer bipolaren Störung bestimmte Symptome und deren Dauer erfüllt sein. Eine der Hauptkategorien ist die manische Episode, die mindestens eine Woche andauern muss (oder weniger, wenn eine Hospitalisierung erforderlich ist) und durch folgende Merkmale gekennzeichnet ist:

- Ein auffällig gehobenes oder reizbares Stimmungserlebnis.
- Erhöhte Energie oder Aktivität.
- Übermäßiges Selbstbewusstsein oder grandioses Denken.
- Vermindertes Schlafbedürfnis.
- Schnelles Sprechen oder Gedankenflucht.
- Leicht ablenkbar sein.
- Beteiligung an Aktivitäten mit hohem Risiko (z.B. impulsives Kaufverhalten).

Neben der manischen Episode sind auch depressive Episoden ein zentrales Kriterium für die bipolare Störung. Diese Episoden müssen mindestens zwei Wochen andauern und beinhalten Symptome wie:

- Anhaltende Traurigkeit oder Leere.

- Verlust des Interesses an fast allen Aktivitäten.

- Energieverlust oder Müdigkeit.

- Konzentrationsschwierigkeiten oder Entscheidungsunfähigkeit.

- Schlafstörungen (zu viel oder zu wenig Schlaf).

Zudem unterscheidet das DSM-5 zwischen verschiedenen Typen der bipolaren Störung: Bipolar I, Bipolar II und Zyklothymie. Diese Differenzierung basiert auf der Schwere und Häufigkeit der manischen sowie depressiven Episoden. Ein umfassendes Verständnis dieser Kriterien ermöglicht es Fachleuten im Gesundheitswesen, gezielte Interventionen zu planen und den Betroffenen effektive Unterstützung anzubieten. Die korrekte Anwendung dieser diagnostischen Kriterien ist somit von zentraler Bedeutung für das Management der Erkrankung und zur Verbesserung der Lebensqualität der Betroffenen.

6.2 Diagnostische Tests und Bewertungen

Die Durchführung diagnostischer Tests und Bewertungen ist ein wesentlicher Bestandteil des Prozesses zur Identifizierung und Behandlung der bipolaren Störung. Diese Verfahren ermöglichen es Fachleuten, die Symptome der Patienten systematisch zu erfassen und zu analysieren, um eine präzise Diagnose zu stellen. Die Auswahl geeigneter Tests hängt von verschiedenen Faktoren ab, einschließlich der individuellen Symptomatik, der Schwere der Erkrankung und der Vorgeschichte des Patienten.

Ein häufig eingesetztes Instrument zur Bewertung von Stimmungsschwankungen ist das **Beck-Depressions-Inventar (BDI)**, das spezifisch auf depressive Symptome abzielt. Es hilft dabei, den Schweregrad einer depressiven Episode zu quantifizieren und kann in Kombination mit anderen Skalen verwendet werden, um ein umfassenderes Bild des psychischen Zustands des Patienten zu erhalten. Darüber hinaus wird oft die **Young Mania Rating Scale (YMRS)** verwendet, um manische Symptome zu bewerten. Diese Skala ermöglicht es Therapeuten, die Intensität manischer Episoden objektiv zu messen.

Neben diesen standardisierten Fragebögen sind auch klinische Interviews von großer Bedeutung. Ein strukturiertes klinisches Interview wie das **Structured Clinical Interview for DSM Disorders (SCID)** bietet eine detaillierte Grundlage für die Diagnose bipolarer Störungen gemäß den DSM-5-Kriterien. Durch gezielte Fragen können Fachleute relevante Informationen über die Krankheitsgeschichte, familiäre Vorbelastungen und frühere Behandlungsansätze sammeln.

Zusätzlich spielen neuropsychologische Tests eine Rolle bei der Beurteilung kognitiver Funktionen, die durch bipolare Störungen beeinträchtigt sein können. Diese Tests helfen dabei, Gedächtnis-, Aufmerksamkeits- und Entscheidungsfähigkeiten zu evaluieren und bieten wertvolle Hinweise auf mögliche Begleiterkrankungen oder Komplikationen.

Insgesamt ist die Kombination aus standardisierten Tests, klinischen Interviews und neuropsychologischen Bewertungen entscheidend für eine fundierte Diagnose und anschließende Therapieplanung. Eine sorgfältige Analyse dieser Daten ermöglicht es Fachleuten im Gesundheitswesen nicht nur, die richtige Diagnose zu stellen, sondern auch individuelle Behandlungsstrategien zu entwickeln, die auf die spezifischen Bedürfnisse jedes Patienten zugeschnitten sind.

6.3 Differenzialdiagnose

Die Differenzialdiagnose ist ein entscheidender Schritt im diagnostischen Prozess, insbesondere bei der bipolaren Störung, da sie hilft, diese von anderen psychischen Erkrankungen abzugrenzen. Eine präzise Differenzialdiagnose ist unerlässlich, um eine angemessene Behandlung zu gewährleisten und das Risiko von Fehldiagnosen zu minimieren.

Bei der Betrachtung der bipolaren Störung müssen Fachleute verschiedene andere psychische Erkrankungen in Betracht ziehen, die ähnliche Symptome aufweisen können. Dazu gehören unter anderem die unipolare Depression, schizoaffektive Störungen und Angststörungen. Die Unterscheidung zwischen diesen Erkrankungen kann herausfordernd sein, da sich depressive Episoden sowohl bei bipolarer als auch bei unipolarer Depression überschneiden können.

Ein wichtiges Kriterium für die Differenzierung ist das Vorhandensein manischer oder hypomanischer Episoden. Während Patienten mit bipolarer Störung Phasen extremer Hochstimmung erleben können, zeigen Personen mit unipolarer Depression keine solchen manischen Symptome. Daher ist eine sorgfältige Anamnese und Beobachtung des Krankheitsverlaufs entscheidend.

- **Schizoaffektive Störung:** Diese kann ebenfalls Stimmungsschwankungen beinhalten, jedoch sind hier psychotische Symptome wie Halluzinationen oder Wahnvorstellungen vorherrschend.

- **Anpassungsstörungen:** Diese treten oft als Reaktion auf spezifische Lebensereignisse auf und sind typischerweise weniger langanhaltend als die Episoden einer bipolaren Störung.

- **Angststörungen:** Sie können ebenfalls zu Stimmungsschwankungen führen; jedoch stehen hier häufig Angst- und Panikattacken im Vordergrund.

Zudem sollten somatische Ursachen wie Schilddrüsenerkrankungen oder neurologische Störungen ausgeschlossen werden, da diese ebenfalls Stimmungssymptome hervorrufen können. Eine umfassende körperliche Untersuchung sowie labordiagnostische Tests sind daher oft notwendig.

Insgesamt erfordert die Differenzialdiagnose ein hohes Maß an klinischem Wissen und Erfahrung. Durch den Einsatz strukturierter Interviews und standardisierter Bewertungsinstrumente kann die Genauigkeit der Diagnose verbessert werden. Letztlich trägt eine präzise Differenzialdiagnose dazu bei, dass Patienten die richtige Therapie erhalten und ihre Lebensqualität nachhaltig verbessert wird.

7

Medikamentöse Therapieoptionen

7.1 Stimmungsstabilisatoren

Stimmungsstabilisatoren spielen eine zentrale Rolle in der Behandlung der bipolaren Depression, da sie helfen, die extremen Stimmungsschwankungen zwischen manischen und depressiven Phasen zu regulieren. Diese Medikamente sind entscheidend für die Stabilisierung der emotionalen Zustände und tragen dazu bei, Rückfälle zu verhindern. Zu den am häufigsten verwendeten Stimmungsstabilisatoren gehören Lithium, Antikonvulsiva wie Valproat und Lamotrigin sowie atypische Antipsychotika.

Lithium ist seit Jahrzehnten das Standardmedikament zur Behandlung von bipolaren Störungen. Es hat sich als besonders wirksam erwiesen, um sowohl manische als auch depressive Episoden zu verhindern. Die genaue Wirkungsweise von Lithium ist noch nicht vollständig verstanden, jedoch wird angenommen, dass es neuroprotektive Eigenschaften besitzt und die Signalübertragung im Gehirn beeinflusst. Regelmäßige Blutuntersuchungen sind notwendig, um die Lithiumspiegel im therapeutischen Bereich zu halten und Nebenwirkungen wie Nieren- oder Schilddrüsenprobleme frühzeitig zu erkennen.

Valproat und Lamotrigin sind weitere wichtige Optionen für Patienten, die auf Lithium nicht ansprechen oder es nicht vertragen können. Valproat wirkt durch Erhöhung der GABA-Spiegel im Gehirn, was eine beruhigende Wirkung hat und somit manische Episoden eindämmt. Lamotrigin hingegen hat sich als besonders effektiv in der Prävention depressiver Episoden erwiesen und kann auch bei Patienten mit gemischten Symptomen eingesetzt werden.

Atypische Antipsychotika wie Quetiapin oder Olanzapin werden ebenfalls häufig als Stimmungsstabilisatoren eingesetzt. Sie bieten den Vorteil einer schnellen Symptomlinderung während akuter Phasen und können gleichzeitig langfristig zur Stabilisierung beitragen. Dennoch sollten diese Medikamente mit Vorsicht angewendet werden, da sie potenzielle Nebenwirkungen wie Gewichtszunahme oder metabolisches Syndrom mit sich bringen können.

Die Wahl des geeigneten Stimmungsstabilisators sollte individuell angepasst werden, wobei Faktoren wie das Ansprechen auf vorherige Behandlungen, Begleiterkrankungen sowie persönliche Vorlieben berücksichtigt werden müssen. Eine enge Zusammenarbeit zwischen Patient und behandelndem Arzt ist entscheidend für den Erfolg der Therapie.

7.2 Antidepressiva und Antipsychotika

Antidepressiva und Antipsychotika sind zentrale Bestandteile der medikamentösen Therapie bei psychischen Erkrankungen, insbesondere bei Depressionen und Schizophrenie. Diese Medikamente zielen darauf ab, die Symptome zu lindern, das emotionale Gleichgewicht wiederherzustellen und die Lebensqualität der Patienten zu verbessern. Ihre Wirkmechanismen sind unterschiedlich, was eine differenzierte Auswahl je nach Krankheitsbild erfordert.

Antidepressiva werden hauptsächlich zur Behandlung von depressiven Störungen eingesetzt. Sie wirken durch die Modulation von Neurotransmittern im Gehirn, insbesondere Serotonin, Noradrenalin und Dopamin. Zu den gängigsten Klassen von Antidepressiva gehören selektive Serotonin-Wiederaufnahmehemmer (SSRIs) wie Fluoxetin und Sertralin sowie trizyklische Antidepressiva (TCAs) wie Amitriptylin. SSRIs gelten als erste Wahl aufgrund ihrer besseren Verträglichkeit und geringeren Nebenwirkungen im Vergleich zu älteren Medikamenten.

Ein wichtiger Aspekt bei der Anwendung von Antidepressiva ist die Zeitspanne bis zum Wirkungseintritt. Oftmals vergehen mehrere Wochen, bevor eine signifikante Verbesserung der Symptome spürbar ist. Daher ist es entscheidend, dass Patienten über diesen Prozess aufgeklärt werden, um Enttäuschungen oder vorzeitige Abbrüche der Therapie zu vermeiden.

Antipsychotika hingegen kommen vor allem bei psychotischen Störungen wie Schizophrenie zum Einsatz. Sie lassen sich in typische (z.B. Haloperidol) und atypische (z.B. Risperidon) Antipsychotika unterteilen. Atypische Antipsychotika haben den Vorteil einer breiteren Wirksamkeit gegen positive Symptome (Halluzinationen, Wahnvorstellungen) sowie negative Symptome (Antriebslosigkeit, sozialer Rückzug). Dennoch können sie auch erhebliche Nebenwirkungen mit sich bringen, darunter Gewichtszunahme und metabolisches Syndrom.

Die Entscheidung für ein bestimmtes Medikament sollte stets individuell getroffen werden, wobei Faktoren wie das Ansprechen auf frühere Behandlungen, Begleiterkrankungen sowie persönliche Vorlieben des Patienten berücksichtigt werden müssen. Eine enge Zusammenarbeit zwischen Patient und behandelndem Arzt ist unerlässlich für den Erfolg der Therapie.

7.3 Nebenwirkungen und Risiken

Die medikamentöse Therapie mit Antidepressiva und Antipsychotika kann erhebliche Nebenwirkungen und Risiken mit sich bringen, die sowohl die körperliche als auch die psychische Gesundheit der Patienten betreffen können. Ein tiefes Verständnis dieser Aspekte ist entscheidend, um informierte Entscheidungen über die Behandlung zu treffen und um mögliche Komplikationen frühzeitig zu erkennen.

Zu den häufigsten Nebenwirkungen von Antidepressiva gehören Übelkeit, Schlafstörungen, sexuelle Dysfunktion sowie Gewichtszunahme. Insbesondere SSRIs sind bekannt dafür, dass sie bei einigen Patienten eine verzögerte Ejakulation oder Anorgasmie verursachen können. Diese unerwünschten Effekte können nicht nur das Wohlbefinden der Betroffenen beeinträchtigen, sondern auch zu einer Therapietreue führen, da viele Patienten aus Angst vor diesen Nebenwirkungen die Medikation absetzen.

Antipsychotika hingegen sind oft mit schwerwiegenderen Nebenwirkungen verbunden. Atypische Antipsychotika wie Risperidon können beispielsweise das Risiko für metabolisches Syndrom erhöhen, was zu Diabetes mellitus Typ 2 und kardiovaskulären Erkrankungen führen kann. Zudem besteht bei der Anwendung typischer Antipsychotika ein erhöhtes Risiko für extrapyramidale Symptome (EPS), wie z.B. Parkinsonismus oder tardive Dyskinesie, welche langfristige Bewegungsstörungen verursachen können.

Ein weiteres Risiko ist das sogenannte Serotonin-Syndrom, das bei einer Überdosierung von SSRIs oder in Kombination mit anderen serotonergen Medikamenten auftreten kann. Es äußert sich durch Symptome wie Verwirrtheit, erhöhte Herzfrequenz und Muskelsteifheit und erfordert eine sofortige medizinische Intervention.

Die individuelle Reaktion auf Medikamente variiert stark; daher ist es wichtig, dass Ärzte engmaschig überwachen und gegebenenfalls Anpassungen an der Medikation vornehmen. Eine offene Kommunikation zwischen Patient und Arzt über auftretende Nebenwirkungen ist unerlässlich für den Erfolg der Therapie. Die Aufklärung über potenzielle Risiken sollte Teil des Behandlungsprozesses sein, um den Patienten in ihrer Entscheidungsfindung zu unterstützen.

8

Psychotherapeutische Ansätze

8.1 Kognitive Verhaltenstherapie (KVT)

Die Kognitive Verhaltenstherapie (KVT) ist ein weit verbreiteter psychotherapeutischer Ansatz, der sich als besonders effektiv bei der Behandlung von bipolaren Depressionen erwiesen hat. Sie basiert auf der Annahme, dass Gedanken, Gefühle und Verhaltensweisen eng miteinander verknüpft sind. Durch die gezielte Veränderung dysfunktionaler Denkmuster können Patienten lernen, ihre Emotionen und Verhaltensweisen besser zu steuern.

Ein zentrales Element der KVT ist die Identifikation negativer automatischer Gedanken, die häufig in depressiven Phasen auftreten. Diese Gedanken können das Selbstwertgefühl erheblich beeinträchtigen und zu einem Teufelskreis aus negativen Emotionen führen. Therapeuten arbeiten mit den Patienten daran, diese Gedanken zu hinterfragen und durch realistischere und positivere Überzeugungen zu ersetzen.

- Ein Beispiel für eine negative automatische Denkweise könnte sein: "Ich bin ein Versager." In der Therapie wird dieser Gedanke analysiert und durch Fragen wie "Was spricht dafür oder dagegen?" hinterfragt.

- Durch Techniken wie das Führen eines Gedankenprotokolls können Patienten lernen, ihre Denkmuster bewusst wahrzunehmen und aktiv zu verändern.

Zusätzlich zur kognitiven Umstrukturierung umfasst die KVT auch verhaltenstherapeutische Elemente. Hierzu gehören Strategien zur Verhaltensaktivierung, die darauf abzielen, positive Aktivitäten in den Alltag zu integrieren. Dies kann helfen, depressive Symptome zu lindern und das allgemeine Wohlbefinden zu steigern.

Ein weiterer wichtiger Aspekt der KVT ist die Entwicklung von Bewältigungsstrategien für Krisensituationen. Patienten lernen Techniken zur Stressbewältigung sowie zur Emotionsregulation, was besonders in manischen Phasen von Bedeutung ist. Die Fähigkeit, frühzeitig Warnsignale einer bevorstehenden manischen Episode zu erkennen und angemessen darauf zu reagieren, kann entscheidend sein.

Insgesamt bietet die Kognitive Verhaltenstherapie einen strukturierten Rahmen für Betroffene der bipolaren Depression, um ihre Symptome aktiv anzugehen und langfristige Veränderungen herbeizuführen. Durch die Kombination aus kognitiven Techniken und verhaltenstherapeutischen Ansätzen fördert sie nicht nur das Verständnis für eigene Denk- und Verhaltensmuster, sondern auch deren positive Veränderung im Alltag.

8.2 Interpersonelle Therapie (IPT)

Die Interpersonelle Therapie (IPT) ist ein psychotherapeutischer Ansatz, der sich auf die zwischenmenschlichen Beziehungen und deren Einfluss auf die psychische Gesundheit konzentriert. Sie wurde ursprünglich zur Behandlung von Depressionen entwickelt, hat sich jedoch auch als wirksam bei anderen affektiven Störungen erwiesen. IPT basiert auf der Annahme, dass emotionale Probleme oft in einem sozialen Kontext verwurzelt sind und dass die Verbesserung dieser Beziehungen zu einer Linderung der Symptome führen kann.

Ein zentrales Element der IPT ist die Identifikation und Bearbeitung interpersoneller Probleme, die häufig in vier Hauptkategorien unterteilt werden: Trauer, Rollenkonflikte, zwischenmenschliche Konflikte und soziale Isolation. Therapeuten helfen den Patienten dabei, diese Probleme zu erkennen und Strategien zu entwickeln, um sie anzugehen. Beispielsweise kann ein Patient Schwierigkeiten im Umgang mit dem Verlust eines geliebten Menschen haben; hier wird in der Therapie Raum geschaffen, um Trauer zu verarbeiten und neue Wege des sozialen Austauschs zu finden.

Ein weiterer wichtiger Aspekt der IPT ist die Förderung von Kommunikationsfähigkeiten. Viele Patienten haben Schwierigkeiten, ihre Bedürfnisse klar auszudrücken oder Konflikte konstruktiv zu lösen. Durch Rollenspiele und andere therapeutische Techniken lernen sie, ihre Gedanken und Gefühle effektiver zu kommunizieren. Dies kann nicht nur das Selbstwertgefühl stärken, sondern auch dazu beitragen, Missverständnisse in Beziehungen abzubauen.

Die Dauer einer IPT-Therapie beträgt typischerweise 12 bis 16 Sitzungen, was sie zu einem zeitlich begrenzten Ansatz macht. Diese Struktur ermöglicht es den Patienten, schnell Fortschritte zu erzielen und konkrete Veränderungen in ihrem sozialen Umfeld herbeizuführen. Studien zeigen, dass IPT nicht nur depressive Symptome verringert, sondern auch das allgemeine Wohlbefinden verbessert und die Lebensqualität steigert.

Zusammenfassend lässt sich sagen, dass die Interpersonelle Therapie einen wertvollen Beitrag zur psychotherapeutischen Landschaft leistet. Indem sie den Fokus auf zwischenmenschliche Beziehungen legt und praktische Werkzeuge zur Verbesserung dieser bietet, fördert sie nicht nur das individuelle Wohlbefinden der Patienten, sondern stärkt auch deren soziale Netzwerke.

8.3 Familientherapie

Die Familientherapie ist ein bedeutender psychotherapeutischer Ansatz, der sich auf die Dynamiken innerhalb von Familien konzentriert und deren Einfluss auf das individuelle Wohlbefinden untersucht. Sie geht davon aus, dass viele psychische Probleme nicht isoliert betrachtet werden können, sondern im Kontext familiärer Beziehungen und Interaktionen stehen. Durch die Einbeziehung aller relevanten Familienmitglieder wird versucht, die Kommunikationsmuster zu verbessern und Konflikte zu lösen.

Ein zentrales Element der Familientherapie ist die Systemtheorie, die besagt, dass eine Familie als ein zusammenhängendes System funktioniert. Jedes Mitglied hat eine spezifische Rolle und beeinflusst somit das Verhalten der anderen. Therapeuten arbeiten daran, diese Rollen zu identifizieren und zu hinterfragen. Beispielsweise kann ein Kind in einer Familie als „Sündenbock" fungieren, was dazu führt, dass es emotionale Probleme entwickelt. In der Therapie wird dann an den zugrunde liegenden Mustern gearbeitet, um gesündere Interaktionen zu fördern.

Ein weiterer wichtiger Aspekt ist die Verbesserung der Kommunikation innerhalb der Familie. Oftmals sind Missverständnisse oder unausgesprochene Konflikte Ursache für Spannungen. Therapeuten nutzen verschiedene Techniken wie Rollenspiele oder genogrammatische Darstellungen, um den Familienmitgliedern zu helfen, ihre Gefühle auszudrücken und aktiv zuzuhören. Dies fördert nicht nur das Verständnis füreinander, sondern stärkt auch das Vertrauen innerhalb der Familie.

Familientherapie kann in verschiedenen Formaten durchgeführt werden: von Sitzungen mit allen Mitgliedern bis hin zu Einzelgesprächen mit einzelnen Familienmitgliedern zur Klärung persönlicher Anliegen. Die Dauer einer Familientherapie variiert je nach Bedarf und Zielsetzung; häufig sind mehrere Sitzungen über einen längeren Zeitraum erforderlich.

Zusammenfassend lässt sich sagen, dass die Familientherapie einen wertvollen Beitrag zur Behandlung psychischer Erkrankungen leistet. Indem sie den Fokus auf familiäre Beziehungen legt und praktische Werkzeuge zur Verbesserung dieser bietet, trägt sie dazu bei, das individuelle sowie kollektive Wohlbefinden innerhalb der Familie nachhaltig zu fördern.

9

Die Rolle von Selbsthilfegruppen

9.1 Vorteile von Selbsthilfegruppen

Selbsthilfegruppen spielen eine entscheidende Rolle im Umgang mit bipolaren Depressionen, indem sie den Betroffenen eine Plattform bieten, um Erfahrungen auszutauschen und Unterstützung zu finden. Diese Gruppen fördern nicht nur das Gefühl der Zugehörigkeit, sondern tragen auch zur emotionalen Stabilität bei, was für Menschen mit psychischen Erkrankungen von großer Bedeutung ist.

Einer der größten Vorteile von Selbsthilfegruppen ist die Möglichkeit, sich mit anderen auszutauschen, die ähnliche Herausforderungen erleben. Durch diesen Austausch können Mitglieder lernen, dass sie nicht allein sind und dass ihre Gefühle und Erfahrungen valide sind. Dies kann besonders hilfreich sein in Zeiten akuter Krisen oder Rückfälle, wenn das Gefühl der Isolation überwältigend sein kann.

Darüber hinaus bieten Selbsthilfegruppen einen sicheren Raum für offene Gespräche über Ängste und Sorgen. In einem unterstützenden Umfeld können Teilnehmer ihre Gedanken ohne Angst vor Verurteilung äußern. Diese Art des Dialogs fördert nicht nur das Verständnis für die eigene Erkrankung, sondern hilft auch dabei, Bewältigungsstrategien zu entwickeln. Viele Gruppen integrieren auch Workshops oder Vorträge von Fachleuten, die wertvolle Informationen über die Krankheit und deren Behandlung bereitstellen.

- **Emotionale Unterstützung:** Die Mitglieder einer Selbsthilfegruppe bieten einander emotionale Unterstützung und Verständnis.

- **Austausch von Bewältigungsstrategien:** Teilnehmer teilen persönliche Strategien zur Bewältigung ihrer Symptome und Lebenssituationen.

- **Stärkung des Selbstbewusstseins:** Das Teilen eigener Geschichten kann das Selbstbewusstsein stärken und helfen, negative Gedankenmuster zu durchbrechen.

Insgesamt stellen Selbsthilfegruppen eine wertvolle Ressource dar für Menschen mit bipolarer Depression sowie deren Angehörige. Sie fördern nicht nur den Austausch von Wissen und Erfahrungen, sondern stärken auch das Gemeinschaftsgefühl unter den Mitgliedern.

Zudem können Selbsthilfegruppen dazu beitragen, Stigmatisierung abzubauen. Indem Mitglieder offen über ihre Erfahrungen sprechen, tragen sie dazu bei, das öffentliche Bewusstsein für bipolare Depression zu schärfen und Vorurteile abzubauen. Dies kann langfristig dazu führen, dass mehr Menschen Hilfe suchen und erhalten.

9.2 Aufbau eines Unterstützungsnetzwerks

Der Aufbau eines Unterstützungsnetzwerks ist für Menschen mit bipolaren Depressionen von entscheidender Bedeutung, da er nicht nur emotionale Stabilität fördert, sondern auch den Zugang zu wertvollen Ressourcen und Informationen erleichtert. Ein gut strukturiertes Netzwerk kann aus verschiedenen Elementen bestehen, darunter Selbsthilfegruppen, Fachleute im Gesundheitswesen, Freunde und Familie sowie Online-Communities.

Ein zentraler Aspekt beim Aufbau eines Unterstützungsnetzwerks ist die Identifikation der richtigen Personen und Gruppen. Es ist wichtig, dass Betroffene sich in einem Umfeld bewegen, das Verständnis und Empathie bietet. Selbsthilfegruppen sind hierbei oft der erste Schritt; sie ermöglichen es den Mitgliedern, sich mit Gleichgesinnten auszutauschen und Erfahrungen zu teilen. Diese Gruppen können lokal oder online organisiert sein und bieten eine Plattform für offene Gespräche über Herausforderungen und Bewältigungsstrategien.

Darüber hinaus sollten Betroffene auch professionelle Unterstützung in Betracht ziehen. Psychologen oder Psychiater können wertvolle Einsichten bieten und helfen, individuelle Therapieansätze zu entwickeln. Die Kombination aus professioneller Hilfe und peer-to-peer Unterstützung schafft ein umfassendes Netzwerk, das auf die spezifischen Bedürfnisse des Einzelnen abgestimmt ist.

Ein weiterer wichtiger Bestandteil des Netzwerks sind Angehörige und Freunde. Sie spielen eine wesentliche Rolle bei der emotionalen Unterstützung und können oft als erste Anlaufstelle dienen, wenn Krisen auftreten. Es ist hilfreich, wenn diese Personen über die Erkrankung informiert sind und verstehen, wie sie am besten unterstützen können. Schulungen oder Informationsveranstaltungen für Angehörige können dazu beitragen, Missverständnisse abzubauen und das Verständnis zu fördern.

Zusätzlich gewinnen Online-Communities zunehmend an Bedeutung. Diese Plattformen bieten nicht nur Anonymität, sondern auch die Möglichkeit zur Vernetzung mit Menschen weltweit. Der Austausch von Erfahrungen über soziale Medien oder spezielle Foren kann eine wertvolle Ergänzung zum persönlichen Netzwerk darstellen.

Insgesamt trägt der gezielte Aufbau eines Unterstützungsnetzwerks entscheidend dazu bei, dass Betroffene sich weniger isoliert fühlen und besser mit ihrer Erkrankung umgehen können. Durch die Kombination verschiedener Ressourcen entsteht ein starkes Fundament für persönliche Entwicklung und Heilung.

9.3 Erfahrungsberichte von Betroffenen

Erfahrungsberichte von Betroffenen sind ein unverzichtbarer Bestandteil der Selbsthilfegruppen, da sie nicht nur persönliche Einblicke in den Umgang mit bipolaren Depressionen bieten, sondern auch Hoffnung und Inspiration für andere darstellen können. Diese Berichte ermöglichen es den Mitgliedern, sich mit den Herausforderungen und Erfolgen anderer zu identifizieren und fördern ein Gefühl der Gemeinschaft.

Ein häufiges Thema in diesen Berichten ist die Beschreibung des Weges zur Diagnose. Viele Betroffene schildern, wie lange sie mit ihren Symptomen gekämpft haben, bevor sie die richtige Hilfe fanden. Oftmals berichten sie von Missverständnissen oder Fehldiagnosen, was zu einem Gefühl der Isolation führte. Diese Erfahrungen verdeutlichen die Notwendigkeit einer frühzeitigen und präzisen Diagnosestellung sowie eines verständnisvollen Umfelds.

Darüber hinaus teilen viele Mitglieder ihre Strategien zur Bewältigung der Erkrankung. Einige berichten von positiven Effekten durch regelmäßige Therapiegespräche oder medikamentöse Behandlungen, während andere alternative Ansätze wie Achtsamkeit oder kreative Ausdrucksformen als hilfreich empfinden. Solche Berichte können anderen Mut machen, verschiedene Methoden auszuprobieren und herauszufinden, was für sie am besten funktioniert.

Ein weiterer wichtiger Aspekt ist die Rolle der Selbsthilfegruppe selbst. Viele Betroffene betonen, dass das Teilen ihrer Geschichten in einem geschützten Rahmen ihnen geholfen hat, sich weniger allein zu fühlen. Die Unterstützung durch Gleichgesinnte schafft ein Gefühl der Zugehörigkeit und ermutigt dazu, offen über Ängste und Hoffnungen zu sprechen. Dies kann besonders wertvoll sein in Zeiten akuter Krisen oder Rückfälle.

Zusammenfassend lässt sich sagen, dass Erfahrungsberichte von Betroffenen nicht nur eine Quelle des Lernens sind, sondern auch eine wichtige Form der emotionalen Unterstützung innerhalb von Selbsthilfegruppen darstellen. Sie tragen dazu bei, das Stigma rund um psychische Erkrankungen abzubauen und fördern ein offenes Gespräch über Herausforderungen und Erfolge im Umgang mit bipolaren Depressionen.

10

Krisenbewältigungsstrategien

10.1 Erkennen von Krisensituationen

Das frühzeitige Erkennen von Krisensituationen ist entscheidend für die erfolgreiche Bewältigung von Herausforderungen, insbesondere im Kontext der bipolaren Depression. Krisen können in verschiedenen Formen auftreten und sich sowohl auf emotionaler als auch auf physischer Ebene manifestieren. Ein tiefes Verständnis für die Anzeichen und Symptome einer Krise ermöglicht es Betroffenen und ihren Angehörigen, rechtzeitig zu handeln und geeignete Unterstützung zu suchen.

Ein wesentliches Merkmal von Krisensituationen ist die plötzliche Veränderung des emotionalen Zustands. Bei Menschen mit bipolarer Depression können diese Veränderungen extrem sein, wobei Phasen der Manie abrupt in depressive Episoden umschlagen können. Zu den typischen Anzeichen gehören:

- Ungewöhnlich hohe Energie oder Euphorie während manischer Phasen.
- Gefühle der Hoffnungslosigkeit oder Traurigkeit in depressiven Phasen.
- Verändertes Schlafverhalten, wie Schlaflosigkeit oder übermäßiges Schlafen.
- Soziale Isolation oder Rückzug von Freunden und Familie.

Zusätzlich zu den emotionalen Symptomen können auch körperliche Anzeichen auf eine bevorstehende Krise hinweisen. Dazu zählen Veränderungen im Appetit, unerklärliche Schmerzen oder ein allgemeines Gefühl der Unruhe. Es ist wichtig, diese physischen Symptome ernst zu nehmen, da sie oft mit psychischen Belastungen verbunden sind.

Ein weiterer Aspekt des Erkennens von Krisensituationen ist das Bewusstsein für externe Stressfaktoren. Lebensereignisse wie der Verlust eines geliebten Menschen, beruflicher Stress oder finanzielle Schwierigkeiten können als Auslöser fungieren und bestehende Probleme verschärfen. Das Identifizieren solcher Faktoren kann helfen, präventive Maßnahmen zu ergreifen und die Wahrscheinlichkeit einer Krise zu verringern.

Letztlich spielt auch die Selbstreflexion eine zentrale Rolle beim Erkennen von Krisensituationen. Betroffene sollten regelmäßig ihre Gefühle und Verhaltensmuster beobachten sowie Feedback von vertrauten Personen einholen. Diese proaktive Herangehensweise fördert nicht nur das Bewusstsein für eigene Bedürfnisse, sondern stärkt auch das Netzwerk an Unterstützungssystemen, die in schwierigen Zeiten hilfreich sein können.

10.2 Notfallpläne erstellen

Die Erstellung von Notfallplänen ist ein entscheidender Schritt zur Krisenbewältigung, insbesondere für Menschen, die an bipolaren Störungen leiden. Ein gut durchdachter Notfallplan kann nicht nur dazu beitragen, akute Krisensituationen zu bewältigen, sondern auch das Gefühl der Kontrolle und Sicherheit in unsicheren Zeiten stärken. Der Plan sollte individuell angepasst werden und sowohl präventive als auch reaktive Maßnahmen umfassen.

Zunächst ist es wichtig, die spezifischen Auslöser zu identifizieren, die bei einer betroffenen Person Krisen hervorrufen können. Diese Auslöser können emotionaler oder physischer Natur sein und sollten im Rahmen des Notfallplans dokumentiert werden. Beispielsweise könnte eine Person feststellen, dass Stress am Arbeitsplatz oder zwischenmenschliche Konflikte häufige Auslöser sind. Das Erkennen dieser Faktoren ermöglicht es, gezielte Strategien zur Vermeidung oder Minderung ihrer Auswirkungen zu entwickeln.

Ein weiterer zentraler Bestandteil eines Notfallplans ist die Festlegung von Unterstützungsnetzwerken. Es sollte eine Liste von Personen erstellt werden, die in Krisenzeiten kontaktiert werden können – sei es ein Freund, ein Familienmitglied oder ein Therapeut. Diese Kontakte sollten über den Plan informiert sein und bereitwillig Unterstützung anbieten. Die Kommunikation über den Plan selbst kann helfen, Missverständnisse zu vermeiden und sicherzustellen, dass alle Beteiligten wissen, wie sie im Ernstfall reagieren sollen.

Zusätzlich sollte der Notfallplan konkrete Schritte enthalten, die im Falle einer Krise unternommen werden müssen. Dazu gehören beispielsweise das Aufsuchen eines Arztes oder Therapeuten sowie das Einnehmen von Medikamenten gemäß ärztlicher Anweisung. Auch Entspannungstechniken wie Atemübungen oder Meditation können Teil des Plans sein und helfen, akute Symptome zu lindern.

Schließlich ist es ratsam, den Notfallplan regelmäßig zu überprüfen und anzupassen. Lebensumstände ändern sich und damit auch potenzielle Auslöser sowie verfügbare Unterstützungsressourcen. Eine kontinuierliche Anpassung des Plans stellt sicher, dass er stets relevant bleibt und effektiv eingesetzt werden kann.

10.3 Ressourcen zur Krisenintervention

Die Identifikation und Nutzung von Ressourcen zur Krisenintervention ist ein wesentlicher Bestandteil der Krisenbewältigung. Diese Ressourcen können sowohl professioneller als auch persönlicher Natur sein und spielen eine entscheidende Rolle dabei, Menschen in akuten Krisensituationen zu unterstützen. Ein umfassendes Verständnis dieser Ressourcen kann nicht nur die unmittelbare Reaktion auf eine Krise verbessern, sondern auch langfristige Strategien zur Stabilisierung und Prävention fördern.

Zu den wichtigsten professionellen Ressourcen gehören psychologische Beratungsstellen, psychiatrische Kliniken und Notfallhotlines. Diese Einrichtungen bieten oft rund um die Uhr Unterstützung an und sind darauf spezialisiert, Menschen in akuten emotionalen oder psychischen Krisen zu helfen. Beispielsweise können Notfallhotlines anonymes Gesprächsangebot bieten, das es Betroffenen ermöglicht, ihre Sorgen ohne Vorurteile zu äußern und sofortige Hilfe zu erhalten.

Ein weiterer wichtiger Aspekt sind Selbsthilfegruppen, die sich auf spezifische Themen wie Depressionen oder Angststörungen konzentrieren. Diese Gruppen bieten nicht nur emotionale Unterstützung durch Gleichgesinnte, sondern auch wertvolle Informationen über Bewältigungsstrategien und persönliche Erfahrungen. Der Austausch innerhalb solcher Gruppen kann das Gefühl der Isolation verringern und ein starkes Netzwerk von Unterstützungsressourcen schaffen.

Zusätzlich sollten individuelle Ressourcen nicht vernachlässigt werden. Dazu zählen persönliche Fähigkeiten wie Resilienz, Problemlösungsfähigkeiten sowie soziale Netzwerke aus Freunden und Familie. Die Stärkung dieser persönlichen Ressourcen kann dazu beitragen, dass Individuen besser mit Stress umgehen können und in der Lage sind, proaktive Schritte zur Vermeidung von Krisen zu unternehmen.

Schließlich ist es wichtig, dass Betroffene lernen, ihre eigenen Bedürfnisse zu erkennen und aktiv nach den benötigten Ressourcen zu suchen. Dies kann durch Workshops oder Schulungen geschehen, die darauf abzielen, Fähigkeiten zur Selbsthilfe zu vermitteln. Indem man sich mit verschiedenen Interventionsressourcen vertraut macht und diese gezielt nutzt, wird nicht nur die eigene Handlungsfähigkeit gestärkt, sondern auch das Vertrauen in die eigene Fähigkeit zur Krisenbewältigung gefördert.

11

Förderung der psychischen Gesundheit im Alltag

11.1 Stressmanagement-Techniken

Stressmanagement-Techniken sind entscheidend für die Förderung der psychischen Gesundheit im Alltag, insbesondere für Menschen, die mit bipolaren Depressionen oder anderen psychischen Erkrankungen kämpfen. Diese Techniken helfen nicht nur dabei, akuten Stress abzubauen, sondern tragen auch zur langfristigen Stabilität und Resilienz bei. Ein effektives Stressmanagement kann das Risiko von Rückfällen verringern und die Lebensqualität erheblich verbessern.

Eine der grundlegendsten Techniken ist die **Atemübung**. Durch bewusstes Atmen können Betroffene ihre physiologischen Reaktionen auf Stress steuern. Eine einfache Übung besteht darin, tief durch die Nase einzuatmen, den Atem für einige Sekunden anzuhalten und dann langsam durch den Mund auszuatmen. Diese Methode kann in stressigen Situationen angewendet werden und hilft, den Geist zu beruhigen.

Ein weiterer wichtiger Aspekt ist **Körperliche Aktivität**. Regelmäßige Bewegung hat nachweislich positive Auswirkungen auf die Stimmung und reduziert Stresshormone wie Cortisol. Ob es sich um einen Spaziergang in der Natur handelt oder um gezielte Sportarten wie Yoga oder Tai Chi – jede Form der Bewegung kann helfen, Spannungen abzubauen und das allgemeine Wohlbefinden zu steigern.

- **Progressive Muskelentspannung:** Diese Technik beinhaltet das systematische Anspannen und Entspannen verschiedener Muskelgruppen, was zu einer tiefen körperlichen Entspannung führt.

- **Achtsamkeit:** Achtsamkeitsmeditation fördert das Bewusstsein für den gegenwärtigen Moment und hilft dabei, negative Gedankenmuster zu erkennen und loszulassen.

- **Zeitmanagement:** Effektives Zeitmanagement kann helfen, Überforderung zu vermeiden. Das Setzen realistischer Ziele und Prioritäten ist hierbei entscheidend.

Insgesamt sind Stressmanagement-Techniken ein unverzichtbarer Bestandteil eines gesunden Lebensstils. Sie fördern nicht nur das individuelle Wohlbefinden, sondern stärken auch die Fähigkeit zur Bewältigung von Herausforderungen im Alltag.

Zusätzlich sollten soziale Kontakte nicht vernachlässigt werden. Der Austausch mit Freunden oder Angehörigen bietet emotionale Unterstützung und kann als Puffer gegen Stress wirken. Selbsthilfegruppen bieten zudem eine Plattform zum Austausch von Erfahrungen und Strategien im Umgang mit bipolarer Depression.

11.2 Achtsamkeit und Meditation

Achtsamkeit und Meditation sind zentrale Praktiken zur Förderung der psychischen Gesundheit im Alltag. Sie bieten nicht nur Werkzeuge zur Stressbewältigung, sondern fördern auch ein tieferes Verständnis für die eigenen Gedanken und Emotionen. In einer Welt, die oft von Hektik und Ablenkungen geprägt ist, ermöglichen diese Techniken den Menschen, sich auf den gegenwärtigen Moment zu konzentrieren und innere Ruhe zu finden.

Achtsamkeit bedeutet, die Aufmerksamkeit bewusst auf den gegenwärtigen Moment zu lenken, ohne ihn zu bewerten. Diese Praxis kann in verschiedenen Lebensbereichen integriert werden – sei es beim Essen, Gehen oder sogar beim Sprechen mit anderen. Durch das Üben von Achtsamkeit lernen Individuen, ihre Gedankenmuster zu erkennen und negative Emotionen loszulassen. Dies kann besonders hilfreich sein für Menschen mit psychischen Erkrankungen wie Depressionen oder Angststörungen.

Die Meditation hingegen ist eine strukturierte Form der Achtsamkeitspraxis. Es gibt viele verschiedene Meditationsformen, darunter die geführte Meditation, die Transzendentale Meditation oder die Zen-Meditation. Jede dieser Methoden hat ihre eigenen Techniken und Ziele, aber sie teilen das gemeinsame Ziel, den Geist zu beruhigen und ein Gefühl der inneren Stille zu fördern. Studien haben gezeigt, dass regelmäßige Meditationspraxis nicht nur das allgemeine Wohlbefinden steigert, sondern auch nachweislich neurobiologische Veränderungen im Gehirn bewirken kann.

Ein weiterer wichtiger Aspekt ist die Integration von Achtsamkeitsübungen in den Alltag. Kurze Pausen während des Tages können genutzt werden, um Atemübungen durchzuführen oder einfach innezuhalten und sich auf die Umgebung zu konzentrieren. Solche kleinen Momente der Achtsamkeit können helfen, Stress abzubauen und das emotionale Gleichgewicht wiederherzustellen.

Zusammenfassend lässt sich sagen, dass Achtsamkeit und Meditation wertvolle Werkzeuge sind, um die psychische Gesundheit nachhaltig zu fördern. Sie unterstützen nicht nur bei der Bewältigung von Stresssituationen, sondern tragen auch dazu bei, ein erfüllteres Leben im Hier und Jetzt zu führen.

11.3 Gesunde Lebensstiländerungen

Gesunde Lebensstiländerungen sind entscheidend für die Förderung der psychischen Gesundheit und das allgemeine Wohlbefinden. In einer Zeit, in der Stress und Hektik allgegenwärtig sind, können bewusste Entscheidungen im Alltag einen erheblichen Einfluss auf unsere mentale Stabilität haben. Diese Veränderungen betreffen nicht nur die Ernährung und Bewegung, sondern auch soziale Interaktionen und Schlafgewohnheiten.

Ein zentraler Aspekt gesunder Lebensstiländerungen ist die Ernährung. Eine ausgewogene Kost, reich an Obst, Gemüse, Vollkornprodukten und gesunden Fetten, kann nicht nur körperliche Gesundheit fördern, sondern auch die Stimmung verbessern. Studien zeigen, dass bestimmte Nährstoffe wie Omega-3-Fettsäuren und Antioxidantien eine positive Wirkung auf das Gehirn haben können. Beispielsweise kann der Verzehr von fettem Fisch oder Nüssen zur Verbesserung der kognitiven Funktionen beitragen.

Bewegung spielt ebenfalls eine wesentliche Rolle bei der Förderung der psychischen Gesundheit. Regelmäßige körperliche Aktivität setzt Endorphine frei – Hormone, die als natürliche Stimmungsaufheller wirken. Ob durch Joggen, Radfahren oder Yoga: Die Wahl der Aktivität sollte Spaß machen und leicht in den Alltag integriert werden können. Selbst kurze Spaziergänge während des Arbeitstags können helfen, Stress abzubauen und die Konzentration zu steigern.

Ein weiterer wichtiger Faktor ist der Schlaf. Ausreichender und qualitativ hochwertiger Schlaf ist unerlässlich für die Regeneration des Körpers und des Geistes. Menschen sollten darauf achten, regelmäßige Schlafenszeiten einzuhalten und eine entspannende Abendroutine zu entwickeln. Techniken wie das Lesen eines Buches oder das Hören beruhigender Musik vor dem Schlafengehen können helfen, den Geist zu beruhigen.

- Achtsame Ernährung: Bewusst essen und auf den Körper hören.
- Körperliche Aktivität: Regelmäßige Bewegung in den Alltag integrieren.
- Schlafhygiene: Einen gesunden Schlafrhythmus etablieren.

Zusammenfassend lässt sich sagen, dass gesunde Lebensstiländerungen nicht nur physische Vorteile mit sich bringen, sondern auch einen tiefgreifenden Einfluss auf unsere psychische Gesundheit haben können. Indem wir kleine Anpassungen in unserem täglichen Leben vornehmen, schaffen wir eine solide Grundlage für ein erfülltes und ausgeglichenes Leben.

12

Ernährung und bipolarer Zustand

12.1 Einfluss der Ernährung auf die Stimmung

Die Ernährung spielt eine entscheidende Rolle für die psychische Gesundheit und kann insbesondere bei bipolaren Störungen einen signifikanten Einfluss auf die Stimmung haben. Eine ausgewogene Ernährung, die reich an Nährstoffen ist, kann helfen, die Symptome zu lindern und das allgemeine Wohlbefinden zu fördern. Studien zeigen, dass bestimmte Nahrungsmittel und Nährstoffe direkt mit der Regulierung von Neurotransmittern in Verbindung stehen, die für unsere Stimmung verantwortlich sind.

Ein wichtiger Aspekt ist der Einfluss von Omega-3-Fettsäuren, die in fettem Fisch wie Lachs oder in Leinsamen vorkommen. Diese Fettsäuren haben entzündungshemmende Eigenschaften und können zur Stabilisierung der Stimmung beitragen. Forschungsergebnisse deuten darauf hin, dass Menschen mit bipolarer Störung von einer erhöhten Zufuhr dieser Fette profitieren können, da sie möglicherweise das Risiko von manischen oder depressiven Episoden verringern.

Darüber hinaus spielt auch der Blutzuckerspiegel eine wesentliche Rolle bei der Stimmungskontrolle. Eine Ernährung, die reich an raffinierten Zuckern und einfachen Kohlenhydraten ist, kann zu schnellen Blutzuckerschwankungen führen, was sich negativ auf die emotionale Stabilität auswirken kann. Stattdessen sollten komplexe Kohlenhydrate wie Vollkornprodukte bevorzugt werden, da sie den Blutzucker gleichmäßiger regulieren und somit ein stabileres Energieniveau fördern.

Vitamine und Mineralstoffe sind ebenfalls entscheidend für das emotionale Gleichgewicht. Ein Mangel an B-Vitaminen, insbesondere B6 und B12 sowie Folsäure, wurde mit einer erhöhten Anfälligkeit für depressive Symptome in Verbindung gebracht. Lebensmittel wie grünes Blattgemüse, Hülsenfrüchte und Nüsse sind hervorragende Quellen für diese wichtigen Nährstoffe.

Zusammenfassend lässt sich sagen, dass eine bewusste Ernährungsweise nicht nur zur physischen Gesundheit beiträgt, sondern auch einen positiven Einfluss auf die psychische Verfassung hat. Die Integration nährstoffreicher Lebensmittel in den Alltag könnte somit ein wertvoller Bestandteil eines umfassenden Behandlungsansatzes für Menschen mit bipolarer Störung sein.

12.2 Nährstoffe, die helfen können

Die Bedeutung von Nährstoffen für Menschen mit bipolarer Störung kann nicht genug betont werden. Eine gezielte Ernährung, die reich an spezifischen Nährstoffen ist, kann nicht nur die allgemeine Gesundheit fördern, sondern auch eine entscheidende Rolle bei der Stabilisierung der Stimmung spielen. In diesem Abschnitt werden einige der wichtigsten Nährstoffe hervorgehoben, die potenziell positive Auswirkungen auf den Verlauf der Erkrankung haben können.

Ein zentraler Nährstoff sind **Omega-3-Fettsäuren**, die in fettem Fisch wie Lachs und Makrele sowie in pflanzlichen Quellen wie Chiasamen und Walnüssen vorkommen. Diese Fettsäuren sind bekannt für ihre entzündungshemmenden Eigenschaften und ihre Fähigkeit, das Gleichgewicht von Neurotransmittern im Gehirn zu unterstützen. Studien zeigen, dass eine erhöhte Zufuhr von Omega-3-Fettsäuren mit einer Verringerung der Häufigkeit manischer und depressiver Episoden korreliert ist.

Ein weiterer wichtiger Aspekt ist **Magnesium**. Dieser Mineralstoff spielt eine Schlüsselrolle bei der Regulierung des Nervensystems und kann helfen, Angstzustände zu reduzieren. Magnesiumreiche Lebensmittel wie Spinat, Mandeln und schwarze Bohnen sollten regelmäßig in die Ernährung integriert werden. Ein Mangel an Magnesium wurde mit einer erhöhten Anfälligkeit für Stimmungsschwankungen in Verbindung gebracht.

B-Vitamine, insbesondere B6, B12 und Folsäure, sind ebenfalls entscheidend für die psychische Gesundheit. Sie tragen zur Produktion von Serotonin bei – einem Neurotransmitter, der eng mit dem Wohlbefinden verbunden ist. Lebensmittel wie Hülsenfrüchte, Vollkornprodukte und grünes Blattgemüse sind hervorragende Quellen dieser Vitamine.

Zusätzlich sollte auf **Zink** geachtet werden. Zinkmangel kann sich negativ auf die Stimmung auswirken und wurde in mehreren Studien mit Depressionen in Verbindung gebracht. Zinkreiche Lebensmittel wie Austern, Rindfleisch und Kürbiskerne sollten daher Teil einer ausgewogenen Ernährung sein.

Insgesamt zeigt sich, dass eine bewusste Auswahl an nährstoffreichen Lebensmitteln nicht nur das körperliche Wohlbefinden fördert, sondern auch einen positiven Einfluss auf die psychische Gesundheit hat. Die Integration dieser wichtigen Nährstoffe könnte somit ein wertvoller Bestandteil eines umfassenden Behandlungsansatzes für Menschen mit bipolarer Störung sein.

12.3 Ernährungsstrategien für Betroffene

Die Entwicklung gezielter Ernährungsstrategien ist für Menschen mit bipolarer Störung von großer Bedeutung, da die Ernährung einen direkten Einfluss auf die Stimmung und das allgemeine Wohlbefinden hat. Eine ausgewogene Ernährung kann nicht nur helfen, Symptome zu lindern, sondern auch die Wirksamkeit von Therapien unterstützen. In diesem Abschnitt werden verschiedene Ansätze vorgestellt, die Betroffenen helfen können, ihre Ernährung positiv zu gestalten.

Ein zentraler Aspekt ist die **Regelmäßigkeit der Mahlzeiten**. Unregelmäßige Essenszeiten können zu Blutzuckerschwankungen führen, was sich negativ auf die Stimmung auswirken kann. Daher sollten Betroffene darauf achten, regelmäßig kleine Mahlzeiten einzunehmen, um den Blutzuckerspiegel stabil zu halten. Dies kann helfen, Stimmungsschwankungen und Energieeinbrüche zu vermeiden.

Zusätzlich spielt die **Hydration** eine entscheidende Rolle. Ausreichendes Trinken von Wasser ist wichtig für die körperliche und geistige Gesundheit. Dehydration kann Müdigkeit und Konzentrationsschwierigkeiten verursachen, was bei Menschen mit bipolarer Störung besonders problematisch sein kann. Es wird empfohlen, täglich mindestens zwei Liter Wasser zu konsumieren.

Ein weiterer wichtiger Punkt sind **lebensmittelbasierte Strategien**, wie das Einbeziehen von probiotischen Lebensmitteln in die Ernährung. Fermentierte Produkte wie Joghurt oder Sauerkraut fördern eine gesunde Darmflora, was sich positiv auf das psychische Wohlbefinden auswirken kann. Studien zeigen einen Zusammenhang zwischen der Gesundheit des Mikrobioms und der psychischen Gesundheit.

Zudem sollten Betroffene versuchen, **verarbeitete Lebensmittel**, Zucker und Transfette weitestgehend zu vermeiden. Diese Nahrungsmittel können Entzündungsprozesse im Körper fördern und somit negative Auswirkungen auf die Stimmung haben. Stattdessen sollte der Fokus auf frischen Obst- und Gemüsesorten sowie Vollkornprodukten liegen.

Letztlich ist es ratsam, sich Unterstützung durch Fachleute wie Ernährungsberater oder Psychologen zu suchen. Diese können individuelle Pläne erstellen und dabei helfen, gesunde Gewohnheiten langfristig in den Alltag zu integrieren. Eine bewusste Ernährung stellt somit einen wertvollen Bestandteil eines umfassenden Behandlungsansatzes dar.

13

Bewegung und körperliche Aktivität

13.1 Vorteile von regelmäßiger Bewegung

Regelmäßige Bewegung ist ein entscheidender Faktor für die Förderung der physischen und psychischen Gesundheit. Die positiven Effekte, die sich aus einer aktiven Lebensweise ergeben, sind vielfältig und reichen von der Verbesserung des allgemeinen Wohlbefindens bis hin zur Prävention chronischer Erkrankungen.

Einer der offensichtlichsten Vorteile von körperlicher Aktivität ist die Verbesserung der kardiovaskulären Gesundheit. Durch regelmäßiges Training wird das Herz-Kreislauf-System gestärkt, was zu einer besseren Blutzirkulation und einem gesünderen Blutdruck führt. Dies kann das Risiko für Herzkrankheiten erheblich senken und die allgemeine Ausdauer steigern.

Ein weiterer wesentlicher Vorteil ist die positive Wirkung auf das Gewicht. Regelmäßige Bewegung hilft nicht nur beim Abnehmen, sondern auch beim Halten eines gesunden Gewichts. Durch den Kalorienverbrauch während des Trainings wird der Stoffwechsel angeregt, was langfristig zu einer besseren Körperzusammensetzung führt.

- **Psychische Gesundheit:** Körperliche Aktivität hat nachweislich einen positiven Einfluss auf die Stimmung und kann Symptome von Angstzuständen und Depressionen lindern. Endorphine, die während des Trainings freigesetzt werden, fördern ein Gefühl des Wohlbefindens.
- **Kognitive Funktionen:** Studien zeigen, dass regelmäßige Bewegung auch die geistige Leistungsfähigkeit verbessert. Sie fördert Konzentration, Gedächtnis und Lernfähigkeit durch eine erhöhte Durchblutung des Gehirns.
- **Soziale Interaktion:** Sportliche Aktivitäten bieten Gelegenheiten zur sozialen Interaktion, sei es in Teamsportarten oder Fitnessgruppen. Diese sozialen Kontakte können das Gefühl der Zugehörigkeit stärken und soziale Isolation verringern.

Zudem trägt regelmäßige Bewegung zur Stärkung des Immunsystems bei. Ein aktiver Lebensstil kann helfen, Infektionen vorzubeugen und die allgemeine Widerstandsfähigkeit gegenüber Krankheiten zu erhöhen. Auch im Alter bleibt man durch körperliche Aktivität beweglicher und selbstständiger.

Zusammenfassend lässt sich sagen, dass regelmäßige Bewegung nicht nur physische Vorteile mit sich bringt, sondern auch entscheidend für das psychische Wohlbefinden ist. Die Integration von Bewegung in den Alltag sollte daher als eine wichtige Maßnahme zur Gesundheitsförderung betrachtet werden.

13.2 Sportarten, die empfohlen werden

Die Auswahl der richtigen Sportarten ist entscheidend für die Förderung einer aktiven Lebensweise und die Erreichung individueller Gesundheitsziele. Verschiedene Sportarten bieten unterschiedliche Vorteile, sodass es wichtig ist, eine Aktivität zu wählen, die sowohl den persönlichen Vorlieben als auch den körperlichen Voraussetzungen entspricht. In diesem Abschnitt werden einige der am häufigsten empfohlenen Sportarten näher betrachtet.

Eine der beliebtesten Sportarten ist das Laufen. Es ist nicht nur einfach zugänglich und erfordert keine spezielle Ausrüstung, sondern bietet auch erhebliche kardiovaskuläre Vorteile. Regelmäßiges Laufen kann helfen, das Herz-Kreislauf-System zu stärken und das Risiko von Herzerkrankungen zu senken. Zudem fördert es die Gewichtsregulation und steigert die allgemeine Fitness.

Radfahren stellt eine weitere hervorragende Möglichkeit dar, sich fit zu halten. Ob im Freien oder auf einem stationären Fahrrad – Radfahren schont die Gelenke und eignet sich daher besonders für Menschen mit Übergewicht oder Gelenkproblemen. Darüber hinaus verbessert es die Ausdauer und stärkt die Muskulatur in den Beinen.

Schwimmen wird oft als eine der besten Ganzkörperübungen angesehen. Es trainiert nahezu alle Muskelgruppen und hat gleichzeitig einen geringen Einfluss auf die Gelenke. Schwimmen kann besonders vorteilhaft für Menschen sein, die Verletzungen vermeiden möchten oder an chronischen Schmerzen leiden.

- **Yoga:** Diese Praxis kombiniert körperliche Bewegung mit Atemtechniken und Meditation, was nicht nur zur Verbesserung der Flexibilität beiträgt, sondern auch Stress abbaut und das psychische Wohlbefinden fördert.

- **Krafttraining:** Der Aufbau von Muskelmasse durch gezieltes Krafttraining unterstützt nicht nur den Stoffwechsel, sondern hilft auch dabei, Osteoporose vorzubeugen und die Körperhaltung zu verbessern.

- **Mannschaftssportarten:** Aktivitäten wie Fußball oder Basketball fördern nicht nur die körperliche Fitness, sondern stärken auch soziale Bindungen und Teamgeist.

Letztlich sollte jeder Einzelne eine Sportart wählen, die ihm Freude bereitet und in seinen Alltag integrierbar ist. Die Vielfalt an Möglichkeiten ermöglicht es jedem, eine passende Aktivität zu finden, um langfristig aktiv zu bleiben und gesundheitliche Vorteile zu genießen.

13.3 Integration von Bewegung in den Alltag

Die Integration von Bewegung in den Alltag ist ein entscheidender Faktor für die Förderung eines aktiven Lebensstils und die Verbesserung der allgemeinen Gesundheit. Oftmals scheitern Menschen daran, regelmäßige körperliche Aktivität in ihren vollen Terminkalender zu integrieren. Daher ist es wichtig, kreative und praktikable Ansätze zu finden, um Bewegung nahtlos in die täglichen Routinen einzufügen.

Ein effektiver Weg zur Integration von Bewegung besteht darin, alltägliche Aufgaben aktiv zu gestalten. Anstatt das Auto für kurze Strecken zu nutzen, kann man beispielsweise das Fahrrad oder die öffentlichen Verkehrsmittel wählen und einen Teil des Weges zu Fuß zurücklegen. Auch das Treppensteigen anstelle des Aufzugs ist eine einfache Möglichkeit, zusätzliche Schritte in den Tag einzubauen. Diese kleinen Änderungen summieren sich über die Woche hinweg und tragen erheblich zur Steigerung der körperlichen Aktivität bei.

Darüber hinaus können soziale Aktivitäten mit Bewegung kombiniert werden. Ein Treffen mit Freunden muss nicht immer im Café stattfinden; stattdessen könnte man gemeinsam spazieren gehen oder eine Sportart ausprobieren, wie zum Beispiel Tennis oder Badminton. Solche Aktivitäten fördern nicht nur die Fitness, sondern stärken auch soziale Bindungen und machen das Training unterhaltsamer.

Für Berufstätige bietet sich an, während der Arbeit kleine Bewegungsintervalle einzuplanen. Kurze Pausen zum Dehnen oder ein schneller Spaziergang während der Mittagspause können helfen, Verspannungen abzubauen und die Konzentration zu steigern. Einige Unternehmen fördern sogar aktive Pausen durch spezielle Programme oder Angebote wie Yoga-Kurse im Büro.

Schließlich spielt auch die Gestaltung des Wohnraums eine Rolle bei der Integration von Bewegung in den Alltag. Indem man beispielsweise Fitnessgeräte sichtbar platziert oder einen Raum für sportliche Aktivitäten schafft, wird es einfacher, regelmäßig aktiv zu sein. Zudem können Apps und Fitness-Tracker motivierende Anreize bieten, um tägliche Bewegungsziele festzulegen und diese spielerisch zu erreichen.

Insgesamt zeigt sich, dass es viele Möglichkeiten gibt, Bewegung in den Alltag zu integrieren – sei es durch bewusste Entscheidungen im Verkehr, soziale Interaktionen oder kreative Arbeitsplatzlösungen. Die Herausforderung liegt darin, diese Ansätze nachhaltig umzusetzen und so einen aktiven Lebensstil langfristig zu etablieren.

14

Schlafmanagement bei bipolarer Depression

14.1 Bedeutung des Schlafs für die psychische Gesundheit

Der Schlaf spielt eine entscheidende Rolle für die psychische Gesundheit, insbesondere bei Menschen mit bipolarer Depression. Eine ausreichende und qualitativ hochwertige Nachtruhe ist nicht nur wichtig für die körperliche Erholung, sondern auch für die emotionale Stabilität und das allgemeine Wohlbefinden. Studien zeigen, dass Schlafstörungen häufig mit bipolaren Störungen einhergehen und sowohl in der manischen als auch in der depressiven Phase verstärkt auftreten können.

Schlafmangel kann zu einer Verschlechterung der Symptome führen, indem er die Stimmung destabilisiert und das Risiko von Manie oder Depression erhöht. In der manischen Phase neigen Betroffene dazu, weniger zu schlafen, was ihre Energie und Aktivität weiter steigert. Dies kann zu impulsivem Verhalten und riskanten Entscheidungen führen. Umgekehrt kann eine depressive Episode durch übermäßigen Schlaf oder Schlaflosigkeit gekennzeichnet sein, was den Teufelskreis von Antriebslosigkeit und emotionaler Erschöpfung verstärken kann.

- **Regulierung des circadianen Rhythmus:** Ein stabiler Schlaf-Wach-Rhythmus ist essenziell für die Aufrechterhaltung der emotionalen Balance. Störungen in diesem Rhythmus können zu Stimmungsschwankungen führen.

- **Einfluss auf Neurotransmitter:** Der Schlaf beeinflusst die Produktion von Neurotransmittern wie Serotonin und Dopamin, die eine zentrale Rolle bei der Regulierung von Stimmung und Emotionen spielen.

- **Kognitive Funktionen:** Ausreichender Schlaf verbessert Gedächtnis, Konzentration und Entscheidungsfindung – Fähigkeiten, die während einer bipolaren Episode stark beeinträchtigt sein können.

Daher ist es wichtig, Strategien zur Verbesserung des Schlafs zu entwickeln. Dazu gehören regelmäßige Schlafenszeiten, eine schlaffreundliche Umgebung sowie Entspannungstechniken vor dem Zubettgehen. Die Integration solcher Praktiken kann nicht nur den Schlaf verbessern, sondern auch zur Stabilisierung der Stimmung beitragen und somit einen positiven Einfluss auf den Verlauf der bipolaren Depression haben.

14.2 Strategien zur Verbesserung des Schlafs

Die Verbesserung des Schlafs ist ein zentraler Aspekt im Management der bipolaren Depression, da eine stabile Nachtruhe nicht nur die psychische Gesundheit fördert, sondern auch die allgemeine Lebensqualität steigert. Um den Herausforderungen von Schlafstörungen zu begegnen, sind gezielte Strategien erforderlich, die sowohl physiologische als auch psychologische Faktoren berücksichtigen.

Eine der effektivsten Methoden zur Verbesserung des Schlafs ist die Etablierung eines konsistenten Schlaf-Wach-Rhythmus. Regelmäßige Schlafenszeiten helfen dem Körper, sich an einen stabilen Rhythmus zu gewöhnen und fördern die natürliche Produktion von Melatonin, einem Hormon, das den Schlaf reguliert. Es wird empfohlen, jeden Tag zur gleichen Zeit ins Bett zu gehen und aufzustehen, selbst an Wochenenden.

Zusätzlich spielt die Gestaltung der Schlafumgebung eine entscheidende Rolle. Ein dunkles, ruhiges und kühles Schlafzimmer kann dazu beitragen, dass sich der Körper besser entspannen kann. Die Verwendung von Verdunkelungsvorhängen oder Augenmasken sowie Ohrstöpseln kann störende Licht- und Geräuschquellen minimieren. Auch das Vermeiden von Bildschirmen mindestens eine Stunde vor dem Zubettgehen ist wichtig, da das blaue Licht von Smartphones und Computern die Melatoninproduktion hemmt.

Entspannungstechniken wie Meditation oder sanfte Yoga-Übungen können ebenfalls hilfreich sein. Diese Praktiken reduzieren Stress und Angstzustände, die häufig mit bipolarer Depression einhergehen und den Schlaf beeinträchtigen können. Das Führen eines Schlaftagebuchs kann zudem dabei helfen, Muster in den Schlafgewohnheiten zu erkennen und gezielt an problematischen Stellen anzusetzen.

Schließlich sollte auch auf Ernährung und Bewegung geachtet werden. Eine ausgewogene Ernährung mit einer Reduzierung von Koffein und Alkohol sowie regelmäßige körperliche Aktivität können signifikant zur Verbesserung der Schlafqualität beitragen. Es ist ratsam, intensive sportliche Betätigungen jedoch nicht kurz vor dem Zubettgehen durchzuführen.

Insgesamt erfordert das Management des Schlafes bei bipolarer Depression einen ganzheitlichen Ansatz. Durch die Kombination dieser Strategien können Betroffene ihre Schlafqualität verbessern und somit einen positiven Einfluss auf ihre Stimmungslage ausüben.

14.3 Umgang mit Schlafstörungen

Der Umgang mit Schlafstörungen ist ein entscheidender Bestandteil des Managements bei bipolarer Depression, da unzureichender oder gestörter Schlaf die Symptome der Erkrankung erheblich verschärfen kann. Ein gezielter Ansatz zur Bewältigung dieser Herausforderungen kann nicht nur die Schlafqualität verbessern, sondern auch das allgemeine Wohlbefinden und die Stimmungslage stabilisieren.

Ein wichtiger Aspekt im Umgang mit Schlafstörungen ist die Identifikation von Auslösern. Stress, Angst und bestimmte Lebensstilfaktoren können den Schlaf negativ beeinflussen. Daher ist es ratsam, ein Schlaftagebuch zu führen, um Muster zu erkennen und spezifische Trigger zu identifizieren. Dieses Tagebuch sollte Informationen über Schlafzeiten, Wachphasen sowie emotionale Zustände vor dem Zubettgehen enthalten.

Zusätzlich zur Selbstbeobachtung können kognitive Verhaltenstherapien (KVT) eine wertvolle Unterstützung bieten. Diese Therapieform hilft Betroffenen, negative Gedankenmuster zu erkennen und durch positive Denkmuster zu ersetzen. Durch Techniken wie die kognitive Umstrukturierung können Ängste abgebaut werden, was sich positiv auf den Schlaf auswirkt.

Die Integration von Entspannungstechniken in den Alltag kann ebenfalls hilfreich sein. Methoden wie progressive Muskelentspannung oder Atemübungen fördern nicht nur die körperliche Entspannung, sondern helfen auch dabei, den Geist zur Ruhe zu bringen. Diese Techniken sollten idealerweise regelmäßig praktiziert werden, um ihre volle Wirkung entfalten zu können.

Ein weiterer wichtiger Punkt ist die Rolle der Ernährung und der Substanzen, die wir konsumieren. Koffein und Alkohol sind bekannte Störfaktoren für einen gesunden Schlafrhythmus. Es empfiehlt sich daher, diese Substanzen insbesondere am Abend zu vermeiden. Stattdessen können beruhigende Tees wie Kamille oder Baldrian eine schlaffördernde Wirkung haben.

Schließlich sollte auch auf soziale Unterstützung geachtet werden. Der Austausch mit anderen Betroffenen oder das Suchen professioneller Hilfe kann dazu beitragen, Strategien zum Umgang mit Schlafstörungen zu entwickeln und emotionale Belastungen abzubauen.

15

Der Einfluss von Alkohol und Drogen

15.1 Substanzmissbrauch bei bipolaren Erkrankungen

Der Substanzmissbrauch ist ein häufiges und ernstzunehmendes Problem bei Menschen mit bipolaren Erkrankungen. Die komplexe Natur dieser psychischen Störung, die durch extreme Stimmungsschwankungen zwischen manischen und depressiven Phasen gekennzeichnet ist, kann dazu führen, dass Betroffene versuchen, ihre Symptome durch den Konsum von Alkohol oder Drogen zu lindern. Diese Verhaltensweisen können jedoch die Krankheitsverläufe erheblich verschlechtern und die Behandlung erschweren.

Studien zeigen, dass bis zu 60% der Menschen mit bipolarer Störung auch eine komorbide Substanzgebrauchsstörung aufweisen. In der manischen Phase neigen viele Betroffene dazu, riskante Entscheidungen zu treffen und übermäßigen Konsum zu betreiben, während in der depressiven Phase oft ein verstärkter Rückzug und das Bedürfnis nach Selbstmedikation auftreten. Dies führt nicht nur zu einer Verschlechterung der psychischen Gesundheit, sondern auch zu physischen Gesundheitsproblemen wie Lebererkrankungen oder Herz-Kreislauf-Erkrankungen.

Ein weiterer Aspekt des Substanzmissbrauchs bei bipolaren Erkrankungen ist die Rolle von sozialen Faktoren. Isolation und Stigmatisierung können den Missbrauch von Drogen oder Alkohol begünstigen. Viele Betroffene fühlen sich aufgrund ihrer Erkrankung unverstanden oder ausgegrenzt, was sie dazu verleiten kann, sich in den Konsum von Rauschmitteln zurückzuziehen. Hierbei spielt auch das soziale Umfeld eine entscheidende Rolle: Freunde und Familie können sowohl unterstützend als auch hinderlich sein.

Die Behandlung des Substanzmissbrauchs erfordert einen integrativen Ansatz, der sowohl die bipolare Störung als auch die Suchtproblematik berücksichtigt. Psychotherapeutische Interventionen wie kognitive Verhaltenstherapie haben sich als wirksam erwiesen, um den Betroffenen Strategien zur Bewältigung ihrer Symptome an die Hand zu geben und gesunde Bewältigungsmechanismen zu fördern. Zudem ist es wichtig, Aufklärungsarbeit über die Risiken des Substanzmissbrauchs in Verbindung mit bipolaren Erkrankungen zu leisten.

Insgesamt zeigt sich, dass der Zusammenhang zwischen bipolarer Störung und Substanzmissbrauch komplex ist und einer differenzierten Betrachtung bedarf. Ein frühzeitiges Erkennen sowie eine gezielte Therapie können entscheidend sein für eine Verbesserung der Lebensqualität der Betroffenen.

15.2 Risikofaktoren für Suchtverhalten

Das Verständnis der Risikofaktoren für Suchtverhalten ist entscheidend, um präventive Maßnahmen zu entwickeln und betroffenen Personen gezielt helfen zu können. Suchtverhalten ist ein komplexes Phänomen, das durch eine Vielzahl von biologischen, psychologischen und sozialen Faktoren beeinflusst wird. Diese Faktoren interagieren oft miteinander und können die Anfälligkeit eines Individuums für den Missbrauch von Substanzen erheblich erhöhen.

Ein wesentlicher biologischer Risikofaktor ist die genetische Veranlagung. Studien haben gezeigt, dass Menschen mit einer familiären Vorgeschichte von Suchtproblemen ein höheres Risiko haben, selbst süchtig zu werden. Genetische Prädispositionen können die Art und Weise beeinflussen, wie das Gehirn auf Drogen reagiert, was zu einem erhöhten Verlangen nach diesen Substanzen führen kann.

Psychologische Faktoren spielen ebenfalls eine zentrale Rolle. Menschen mit bestimmten Persönlichkeitsmerkmalen, wie Impulsivität oder Sensationssuche, sind anfälliger für riskantes Verhalten und damit auch für Suchtverhalten. Zudem können psychische Erkrankungen wie Depressionen oder Angststörungen als Katalysatoren wirken; viele Betroffene greifen zur Selbstmedikation in Form von Alkohol oder Drogen, um ihre Symptome zu lindern.

Soziale Einflüsse sind nicht weniger wichtig. Ein unterstützendes soziales Umfeld kann schützend wirken, während negative soziale Bedingungen – wie Armut, Isolation oder der Einfluss von peers – das Risiko erhöhen können. Insbesondere Jugendliche sind anfällig für Gruppenzwang und neigen dazu, Drogen auszuprobieren, um dazuzugehören oder Akzeptanz zu finden.

Zusätzlich spielt der Zugang zu Substanzen eine entscheidende Rolle: In Umgebungen mit leichtem Zugang zu Alkohol und Drogen steigt die Wahrscheinlichkeit des Konsums erheblich. Präventionsprogramme sollten daher nicht nur individuelle Merkmale berücksichtigen, sondern auch gesellschaftliche Rahmenbedingungen analysieren und verändern.

Insgesamt zeigt sich, dass die Risikofaktoren für Suchtverhalten vielschichtig sind und ein integrativer Ansatz notwendig ist, um wirksame Präventions- und Interventionsstrategien zu entwickeln. Das frühzeitige Erkennen dieser Faktoren kann entscheidend sein für die Vermeidung von Suchtproblemen im späteren Leben.

15.3 Strategien zur Vermeidung von Rückfällen

Die Vermeidung von Rückfällen ist ein zentrales Anliegen in der Suchttherapie und -prävention. Rückfälle sind häufige Ereignisse, die nicht nur den Fortschritt des Einzelnen gefährden, sondern auch emotionale und soziale Konsequenzen mit sich bringen können. Daher ist es entscheidend, effektive Strategien zu entwickeln, um das Risiko eines Rückfalls zu minimieren und eine nachhaltige Genesung zu fördern.

Eine der grundlegendsten Strategien zur Vermeidung von Rückfällen ist die Identifikation und das Management von Auslösern. Individuen sollten lernen, ihre persönlichen Risikofaktoren zu erkennen – seien es bestimmte Umgebungen, Emotionen oder soziale Interaktionen – die sie in Versuchung führen könnten. Durch das Führen eines Tagebuchs über Gedanken und Gefühle kann man Muster identifizieren und gezielt an diesen arbeiten.

Ein weiterer wichtiger Aspekt ist die Entwicklung von Bewältigungsmechanismen. Diese Techniken helfen dabei, mit Stress und negativen Emotionen umzugehen, ohne auf Alkohol oder Drogen zurückzugreifen. Zu den bewährten Methoden gehören Achtsamkeitstraining, Meditation sowie körperliche Aktivitäten wie Sport oder Yoga. Diese Praktiken fördern nicht nur das allgemeine Wohlbefinden, sondern stärken auch die Resilienz gegenüber Rückfallrisiken.

Soziale Unterstützung spielt ebenfalls eine entscheidende Rolle im Prozess der Rückfallvermeidung. Der Aufbau eines stabilen Netzwerks aus Freunden, Familie oder Selbsthilfegruppen kann einen positiven Einfluss auf die Genesung haben. Regelmäßige Treffen mit Gleichgesinnten bieten nicht nur emotionale Unterstützung, sondern auch wertvolle Einblicke in persönliche Erfahrungen und Herausforderungen.

Zusätzlich sollte man sich kontinuierlich weiterbilden über Suchtverhalten und dessen Auswirkungen. Workshops oder Seminare können helfen, Wissen zu vertiefen und neue Perspektiven zu gewinnen. Das Verständnis für die eigene Erkrankung fördert ein proaktives Handeln im Umgang mit potenziellen Rückfallgefahren.

Insgesamt erfordert die Vermeidung von Rückfällen einen ganzheitlichen Ansatz, der sowohl individuelle als auch soziale Faktoren berücksichtigt. Durch präventive Maßnahmen und gezielte Strategien können Betroffene ihre Chancen auf eine langfristige Abstinenz erheblich erhöhen.

16

Unterstützung durch Angehörige

16.1 Rolle der Familie in der Behandlung

Die Familie spielt eine entscheidende Rolle in der Behandlung von bipolaren Depressionen, da sie nicht nur die primäre Unterstützung für den Betroffenen darstellt, sondern auch aktiv in den Behandlungsprozess eingebunden werden kann. Angehörige sind oft die ersten, die Veränderungen im Verhalten oder in der Stimmung des Betroffenen bemerken und können somit frühzeitig intervenieren. Ihre Wahrnehmung und ihr Verständnis für die Erkrankung sind daher von großer Bedeutung.

Ein zentraler Aspekt ist die emotionale Unterstützung, die Familienmitglieder bieten können. Diese Unterstützung hilft nicht nur dabei, das Gefühl der Isolation zu verringern, das viele Betroffene empfinden, sondern fördert auch ein positives Umfeld für Genesung und Stabilität. Angehörige können durch aktives Zuhören und Empathie dazu beitragen, dass sich der Betroffene verstanden und akzeptiert fühlt.

Darüber hinaus ist es wichtig, dass Familienmitglieder über die Erkrankung informiert sind. Bildung über bipolare Depression ermöglicht es ihnen, Symptome besser zu erkennen und angemessen darauf zu reagieren. Dies kann beispielsweise bedeuten, dass sie lernen, wie sie mit manischen oder depressiven Episoden umgehen können. Schulungen oder Informationsveranstaltungen für Angehörige bieten wertvolle Einblicke und Strategien zur Unterstützung des Betroffenen.

Ein weiterer wichtiger Punkt ist die Förderung einer offenen Kommunikation innerhalb der Familie. Wenn alle Beteiligten offen über ihre Gefühle sprechen können – sowohl positive als auch negative – wird ein Raum geschaffen, in dem sich jeder sicher fühlen kann. Dies trägt dazu bei, Missverständnisse zu vermeiden und Konflikte konstruktiv zu lösen.

Zusätzlich sollten Familienmitglieder ermutigt werden, eigene Bedürfnisse nicht aus den Augen zu verlieren. Die Pflege eines Angehörigen mit bipolarer Depression kann emotional belastend sein; daher ist es wichtig, dass auch sie Zugang zu Unterstützungsangeboten haben. Selbsthilfegruppen oder Therapien für Angehörige können helfen, Stress abzubauen und Ressourcen zur Bewältigung bereitzustellen.

Insgesamt zeigt sich: Die aktive Einbindung der Familie in den Behandlungsprozess ist essenziell für eine erfolgreiche Therapie bei bipolarer Depression. Durch gegenseitige Unterstützung und Verständnis kann nicht nur das Wohlbefinden des Betroffenen gefördert werden, sondern auch das gesamte familiäre Klima verbessert werden.

Insgesamt zeigt sich: Die aktive Einbindung der Familie in den Behandlungsprozess ist essenziell für eine erfolgreiche Therapie bei bipolarer Depression. Durch gegenseitige Unterstützung und Verständnis kann nicht nur das Wohlbefinden des Betroffenen gefördert werden, sondern auch das gesamte familiäre Klima verbessert werden.

16.2 Kommunikation mit Betroffenen

Die Kommunikation mit Personen, die an bipolarer Depression leiden, ist ein entscheidender Faktor für den Behandlungserfolg und das allgemeine Wohlbefinden des Betroffenen. Eine offene und respektvolle Kommunikation kann nicht nur Missverständnisse vermeiden, sondern auch das Vertrauen zwischen dem Betroffenen und seinen Angehörigen stärken. Es ist wichtig, dass Familienmitglieder lernen, wie sie effektiv kommunizieren können, um die Bedürfnisse des Betroffenen zu erkennen und darauf einzugehen.

Ein zentraler Aspekt der Kommunikation ist das aktive Zuhören. Angehörige sollten sich Zeit nehmen, um den Betroffenen ausreden zu lassen und ihre Gedanken und Gefühle ernst zu nehmen. Dies fördert nicht nur ein Gefühl der Wertschätzung, sondern ermöglicht es auch dem Betroffenen, seine Emotionen besser auszudrücken. Ein Beispiel hierfür könnte sein, dass ein Familienmitglied während einer depressiven Episode fragt: „Wie fühlst du dich gerade?" anstatt sofort Ratschläge zu geben oder Lösungen anzubieten.

Darüber hinaus ist es wichtig, eine Sprache zu verwenden, die empathisch und unterstützend ist. Vermeiden Sie Formulierungen wie „Du solltest einfach positiver denken" oder „Reiß dich zusammen", da solche Aussagen oft als abwertend empfunden werden können. Stattdessen könnten Angehörige sagen: „Ich verstehe, dass es dir schwerfällt; ich bin hier für dich." Solche Äußerungen zeigen Verständnis und bieten emotionale Unterstützung.

Ein weiterer wichtiger Punkt in der Kommunikation ist die Sensibilität gegenüber den unterschiedlichen Phasen der Erkrankung. Während manischer Episoden kann der Betroffene möglicherweise sehr gesprächig oder impulsiv sein; hier sollte man Geduld zeigen und versuchen, einen konstruktiven Dialog aufrechtzuerhalten. In depressiven Phasen hingegen kann es hilfreich sein, einfache Fragen zu stellen oder sogar Stille auszuhalten – manchmal braucht es Zeit für den Betroffenen, um seine Gedanken zu sortieren.

Zusammenfassend lässt sich sagen: Die Art und Weise der Kommunikation hat einen tiefgreifenden Einfluss auf die Beziehung zwischen dem Betroffenen und seinen Angehörigen sowie auf den Verlauf der Erkrankung selbst. Durch aktives Zuhören, empathische Sprache und Sensibilität gegenüber den emotionalen Zuständen des Betroffenen können Angehörige eine unterstützende Umgebung schaffen, die zur Genesung beiträgt.

16.3 Strategien zur Unterstützung

Die Unterstützung von Angehörigen ist ein entscheidender Faktor für die Bewältigung bipolarer Depressionen. Strategien zur Unterstützung können nicht nur das Wohlbefinden des Betroffenen fördern, sondern auch die Beziehung zwischen den Angehörigen und dem Erkrankten stärken. Es ist wichtig, dass Familienmitglieder und Freunde aktiv an der Genesung teilnehmen und dabei verschiedene Ansätze nutzen.

Eine der effektivsten Strategien ist die Schaffung eines stabilen und sicheren Umfelds. Dies kann durch regelmäßige Routinen erreicht werden, die dem Betroffenen helfen, Struktur in seinen Alltag zu bringen. Beispielsweise kann das gemeinsame Planen von Aktivitäten oder das Einhalten fester Essenszeiten dazu beitragen, ein Gefühl von Normalität zu vermitteln. Solche Rituale bieten nicht nur Sicherheit, sondern fördern auch die Interaktion zwischen den Angehörigen und dem Betroffenen.

Ein weiterer wichtiger Aspekt ist die Förderung von Selbsthilfe- und Unterstützungsgruppen. Angehörige sollten ermutigt werden, sich selbst über bipolare Störungen zu informieren und gegebenenfalls an Schulungen oder Workshops teilzunehmen. Diese Bildungsangebote können helfen, ein besseres Verständnis für die Erkrankung zu entwickeln und effektive Bewältigungsstrategien zu erlernen. Der Austausch mit anderen Betroffenen oder deren Angehörigen kann zudem wertvolle Einsichten bieten und das Gefühl der Isolation verringern.

Darüber hinaus spielt emotionale Unterstützung eine zentrale Rolle. Angehörige sollten lernen, wie sie ihre eigenen Emotionen regulieren können, um in schwierigen Zeiten stabil zu bleiben. Techniken wie Achtsamkeit oder Stressbewältigungsstrategien können hierbei hilfreich sein. Indem sie selbst gut auf sich achten, sind sie besser in der Lage, den Betroffenen empathisch zur Seite zu stehen.

Zusammenfassend lässt sich sagen: Die Implementierung gezielter Unterstützungsstrategien kann sowohl den Umgang mit der Erkrankung erleichtern als auch das emotionale Band zwischen den Beteiligten stärken. Durch einfühlsame Kommunikation, strukturierte Alltagsgestaltung sowie aktive Teilnahme an Selbsthilfegruppen schaffen Angehörige eine positive Grundlage für die Genesung des Betroffenen.

17

Zukunftsperspektiven für Betroffene

17.1 Forschung zu bipolarer Depression

Die Forschung zur bipolaren Depression ist von entscheidender Bedeutung, um die komplexen Mechanismen dieser Erkrankung besser zu verstehen und effektive Behandlungsansätze zu entwickeln. Diese psychische Störung betrifft nicht nur die Betroffenen selbst, sondern hat auch weitreichende Auswirkungen auf deren Angehörige und das soziale Umfeld. Daher ist es unerlässlich, dass zukünftige Forschungsprojekte interdisziplinär angelegt sind und sowohl biologische als auch psychosoziale Faktoren berücksichtigen.

Ein zentrales Forschungsfeld ist die Untersuchung der genetischen Prädisposition für bipolare Störungen. Studien haben gezeigt, dass familiäre Häufungen auf eine erbliche Komponente hinweisen können. Genomweite Assoziationsstudien (GWAS) haben bereits mehrere Risikogene identifiziert, die mit der Erkrankung in Verbindung stehen. Diese Erkenntnisse könnten dazu beitragen, präventive Maßnahmen zu entwickeln und gezielte Therapien anzubieten.

Darüber hinaus wird zunehmend der Einfluss von Umweltfaktoren auf den Verlauf der Erkrankung untersucht. Stress, traumatische Erlebnisse oder substanzbedingte Einflüsse können Auslöser für manische oder depressive Episoden sein. Die Erforschung dieser Zusammenhänge könnte helfen, individuelle Risikofaktoren besser zu erkennen und frühzeitig intervenieren zu können.

Ein weiterer wichtiger Aspekt der Forschung bezieht sich auf innovative Therapieansätze. Neben traditionellen medikamentösen Behandlungen werden alternative Methoden wie Psychotherapie, Achtsamkeitstraining und Lifestyle-Interventionen immer mehr in den Fokus gerückt. Randomisierte kontrollierte Studien sind notwendig, um die Wirksamkeit dieser Ansätze im Vergleich zu herkömmlichen Therapien zu evaluieren.

Insgesamt zeigt sich, dass die Forschung zur bipolaren Depression ein dynamisches Feld ist, das kontinuierlich neue Erkenntnisse liefert und somit einen wichtigen Beitrag zur Verbesserung der Lebensqualität von Betroffenen leisten kann.

Schließlich spielt auch die digitale Gesundheit eine wachsende Rolle in der Forschung zur bipolaren Depression. Mobile Apps zur Selbstüberwachung von Symptomen sowie Online-Therapieangebote bieten neue Möglichkeiten zur Unterstützung von Betroffenen. Zukünftige Studien sollten untersuchen, wie diese Technologien effektiv in bestehende Behandlungskonzepte integriert werden können.

Schließlich spielt auch die digitale Gesundheit eine wachsende Rolle in der Forschung zur bipolaren Depression. Mobile Apps zur Selbstüberwachung von Symptomen sowie Online-Therapieangebote bieten neue Möglichkeiten zur Unterstützung von Betroffenen. Zukünftige Studien sollten untersuchen, wie diese Technologien effektiv in bestehende Behandlungskonzepte integriert werden können.

17.2 Innovative Behandlungsmethoden

Die Entwicklung innovativer Behandlungsmethoden für bipolare Depression ist von entscheidender Bedeutung, um den Betroffenen eine verbesserte Lebensqualität zu ermöglichen und die Wirksamkeit der Therapien zu steigern. In den letzten Jahren hat sich das Verständnis dieser komplexen Erkrankung erheblich erweitert, was neue Ansätze in der Therapie eröffnet hat.

Ein vielversprechender Bereich sind neuartige medikamentöse Therapien, die auf spezifische neurobiologische Mechanismen abzielen. Beispielsweise werden Medikamente entwickelt, die gezielt auf bestimmte Neurotransmitter wirken oder entzündungshemmende Eigenschaften besitzen. Diese zielgerichteten Therapien könnten nicht nur die Symptome der bipolaren Depression lindern, sondern auch das Risiko von Rückfällen verringern.

Zusätzlich zur Pharmakotherapie gewinnen psychotherapeutische Ansätze zunehmend an Bedeutung. Die kognitive Verhaltenstherapie (KVT) hat sich als besonders effektiv erwiesen, da sie den Betroffenen hilft, dysfunktionale Denkmuster zu erkennen und zu verändern. Neuere Entwicklungen in diesem Bereich beinhalten digitale Therapieformate, wie Online-Therapiesitzungen oder Apps zur Unterstützung des therapeutischen Prozesses. Diese digitalen Lösungen bieten Flexibilität und können eine breitere Zugänglichkeit für Patienten gewährleisten.

Achtsamkeitsbasierte Interventionen haben ebenfalls an Popularität gewonnen. Studien zeigen, dass Achtsamkeitstraining dazu beitragen kann, Stress abzubauen und emotionale Stabilität zu fördern. Durch Techniken wie Meditation und Atemübungen lernen Betroffene, ihre Emotionen besser zu regulieren und präventiv gegen manische oder depressive Episoden vorzugehen.

Ein weiterer innovativer Ansatz ist die Verwendung von Neurofeedback-Methoden. Hierbei handelt es sich um eine Technik, bei der Patienten lernen, ihre Gehirnaktivität in Echtzeit zu beobachten und gezielt zu beeinflussen. Erste Studien deuten darauf hin, dass Neurofeedback positive Effekte auf die Stimmungslage haben kann und somit als ergänzende Therapieform in Betracht gezogen werden sollte.

Insgesamt zeigt sich ein klarer Trend hin zu individualisierten Behandlungsansätzen, die sowohl biologische als auch psychosoziale Faktoren berücksichtigen. Zukünftige Forschungsprojekte sollten diese innovativen Methoden weiter untersuchen und deren Integration in bestehende Behandlungskonzepte evaluieren.

17.3 Hoffnung auf ein erfülltes Leben

Die Hoffnung auf ein erfülltes Leben ist für Menschen, die an bipolaren Depressionen leiden, von zentraler Bedeutung. Diese Hoffnung kann als Antrieb dienen, um Herausforderungen zu überwinden und eine positive Lebensperspektive zu entwickeln. Es ist wichtig zu erkennen, dass trotz der Schwierigkeiten, die mit dieser Erkrankung verbunden sind, viele Betroffene in der Lage sind, ein erfülltes und glückliches Leben zu führen.

Ein entscheidender Faktor für die Wiederherstellung der Lebensqualität ist das soziale Umfeld. Unterstützung durch Familie und Freunde spielt eine wesentliche Rolle dabei, den Betroffenen das Gefühl von Zugehörigkeit und Akzeptanz zu vermitteln. Offene Gespräche über die Erkrankung können Missverständnisse abbauen und helfen, Stigmatisierung entgegenzuwirken. Zudem können Selbsthilfegruppen einen wertvollen Raum bieten, in dem Erfahrungen ausgetauscht werden können und sich gegenseitige Unterstützung entfaltet.

Ein weiterer Aspekt ist die persönliche Resilienz. Viele Betroffene berichten von einem gestärkten Selbstbewusstsein und einer verbesserten Fähigkeit zur Stressbewältigung nach dem Durchleben schwieriger Phasen. Die Entwicklung von Bewältigungsstrategien – sei es durch Therapie oder persönliche Reflexion – kann dazu beitragen, Rückschläge besser zu verarbeiten und neue Perspektiven zu gewinnen.

Darüber hinaus spielen kreative Ausdrucksformen eine bedeutende Rolle im Heilungsprozess. Kunsttherapie, Musik oder Schreiben ermöglichen es den Betroffenen, ihre Emotionen auszudrücken und Verarbeitungsprozesse anzustoßen. Solche Aktivitäten fördern nicht nur die emotionale Stabilität, sondern können auch als Ventil für innere Konflikte dienen.

Schließlich ist es wichtig zu betonen, dass Fortschritte in der Forschung neue Möglichkeiten eröffnen. Innovative Behandlungsmethoden bieten vielversprechende Ansätze zur Linderung der Symptome und zur Verbesserung des allgemeinen Wohlbefindens. Die Kombination aus medikamentöser Therapie und psychotherapeutischen Interventionen zeigt vielversprechende Ergebnisse und lässt Raum für Optimismus.

Insgesamt zeigt sich: Mit der richtigen Unterstützung, einem starken sozialen Netzwerk sowie individuellen Strategien zur Bewältigung ihrer Erkrankung haben viele Menschen mit bipolarer Depression die Möglichkeit, nicht nur zu überleben, sondern tatsächlich ein erfülltes Leben zu führen.

18

Fazit und Ausblick

18.1 Zusammenfassung der wichtigsten Erkenntnisse

Die bipolare Depression ist eine facettenreiche Erkrankung, die nicht nur die Betroffenen selbst, sondern auch deren Umfeld stark beeinflusst. Die vorangegangenen Kapitel haben gezeigt, dass es sich um eine ernsthafte psychische Störung handelt, die durch extreme Stimmungsschwankungen zwischen manischen und depressiven Phasen gekennzeichnet ist. Diese Schwankungen können das tägliche Leben erheblich beeinträchtigen und zu einem Verlust an Lebensqualität führen.

Ein zentrales Ergebnis dieser Untersuchung ist die Erkenntnis, dass bipolare Depressionen oft mit einer Vielzahl von biologischen, psychologischen und sozialen Faktoren interagieren. Genetische Prädispositionen spielen eine bedeutende Rolle, während Umweltfaktoren wie Stress oder traumatische Erlebnisse als Auslöser fungieren können. Diese komplexe Wechselwirkung macht es notwendig, individuelle Behandlungsansätze zu entwickeln, die auf die spezifischen Bedürfnisse jedes Einzelnen abgestimmt sind.

Die Behandlungsmöglichkeiten sind vielfältig und reichen von medikamentösen Therapien bis hin zu psychotherapeutischen Interventionen. Es hat sich gezeigt, dass eine Kombination aus beiden Ansätzen oft am effektivsten ist. Zudem wurde betont, wie wichtig soziale Unterstützungssysteme sind – sei es durch Familie, Freunde oder Selbsthilfegruppen – um den Betroffenen in schwierigen Zeiten beizustehen und ein Gefühl der Zugehörigkeit zu vermitteln.

Ein weiterer wichtiger Punkt ist die Notwendigkeit eines proaktiven Umgangs mit der eigenen Gesundheit. Strategien zur Stressbewältigung sowie Lebensstiländerungen können entscheidend dazu beitragen, Rückfälle zu vermeiden und das allgemeine Wohlbefinden zu steigern. Die Leser wurden ermutigt, aktiv an ihrer Genesung mitzuwirken und Ressourcen zu nutzen, um ihre Symptome besser zu managen.

Zusammenfassend lässt sich sagen, dass ein vertieftes Verständnis für bipolare Depression nicht nur den Betroffenen hilft, sondern auch Angehörigen und Fachleuten im Gesundheitswesen wertvolle Einsichten bietet. Dieses Wissen kann dazu beitragen, Vorurteile abzubauen und einen empathischeren Umgang mit der Erkrankung zu fördern.

18.2 Ermutigung zur Auseinandersetzung mit dem Thema

Die Auseinandersetzung mit bipolarer Depression ist von entscheidender Bedeutung, nicht nur für die Betroffenen selbst, sondern auch für deren Angehörige und das gesellschaftliche Umfeld. Indem wir uns aktiv mit diesem Thema beschäftigen, können wir ein besseres Verständnis für die Komplexität der Erkrankung entwickeln und Vorurteile abbauen. Es ist wichtig zu erkennen, dass bipolare Depression eine ernsthafte psychische Störung ist, die oft missverstanden wird.

Ein erster Schritt zur Auseinandersetzung besteht darin, Informationen über die Erkrankung zu sammeln. Dies kann durch Fachliteratur, Online-Ressourcen oder den Austausch mit Fachleuten geschehen. Ein vertieftes Wissen über Symptome, Ursachen und Behandlungsmöglichkeiten ermöglicht es den Betroffenen und ihren Angehörigen, informierte Entscheidungen zu treffen und geeignete Unterstützung zu suchen. Zudem fördert es das Bewusstsein in der Gesellschaft und trägt dazu bei, Stigmatisierung abzubauen.

Darüber hinaus sollten persönliche Geschichten von Menschen mit bipolarer Depression gehört werden. Diese Berichte bieten wertvolle Einblicke in den Alltag der Betroffenen und verdeutlichen die Herausforderungen sowie die Erfolge im Umgang mit der Erkrankung. Solche Erfahrungen können inspirierend wirken und anderen Mut machen, sich ebenfalls ihrer Situation zu stellen und Hilfe in Anspruch zu nehmen.

- Selbsthilfegruppen sind eine hervorragende Möglichkeit für Betroffene, sich auszutauschen und gegenseitige Unterstützung zu erfahren.
- Bildungsveranstaltungen oder Workshops können helfen, das Wissen über bipolare Depression in der breiten Öffentlichkeit zu verbreiten.
- Die Förderung eines offenen Dialogs innerhalb von Familien kann dazu beitragen, Missverständnisse auszuräumen und ein unterstützendes Umfeld zu schaffen.

Letztlich erfordert die Auseinandersetzung mit bipolarer Depression einen proaktiven Ansatz. Die Entwicklung individueller Bewältigungsstrategien sowie das Erlernen von Techniken zur Stressbewältigung sind essenziell für ein besseres Leben mit dieser Erkrankung. Indem wir uns aktiv engagieren und Ressourcen nutzen, können wir nicht nur unsere eigene Lebensqualität verbessern, sondern auch einen positiven Einfluss auf andere ausüben.

18.3 Ressourcen für weitere Informationen

Die Auseinandersetzung mit bipolarer Depression erfordert nicht nur ein grundlegendes Verständnis der Erkrankung, sondern auch den Zugang zu verlässlichen und umfassenden Informationsquellen. Diese Ressourcen sind entscheidend, um Betroffenen und ihren Angehörigen die nötige Unterstützung zu bieten und das Bewusstsein in der Gesellschaft zu schärfen.

Eine der wertvollsten Ressourcen sind Fachbücher, die sich intensiv mit bipolaren Störungen befassen. Werke von anerkannten Experten auf dem Gebiet der Psychiatrie und Psychologie bieten tiefgehende Einblicke in die Symptome, Ursachen und Behandlungsmöglichkeiten dieser komplexen Erkrankung. Empfehlenswerte Titel sind beispielsweise „Bipolare Störungen: Ein Leitfaden für Betroffene und Angehörige" oder „Verstehen und Behandeln von bipolaren Störungen". Diese Bücher können sowohl als Nachschlagewerke als auch zur persönlichen Weiterbildung dienen.

Darüber hinaus gibt es zahlreiche Online-Plattformen, die qualitativ hochwertige Informationen bereitstellen. Websites wie die Deutsche Gesellschaft für Bipolare Störungen (DGBS) oder das National Institute of Mental Health (NIMH) bieten aktuelle Forschungsergebnisse, Artikel über Therapieansätze sowie Tipps zur Selbsthilfe. Diese digitalen Ressourcen ermöglichen es den Nutzern, sich anonym und bequem über ihre Fragen zu informieren.

Ein weiterer wichtiger Aspekt sind Selbsthilfegruppen, die oft lokal oder online organisiert werden. Der Austausch mit anderen Betroffenen kann eine wertvolle Quelle emotionaler Unterstützung sein. Hier können Erfahrungen geteilt werden, was oft dazu beiträgt, das Gefühl der Isolation zu verringern und neue Bewältigungsstrategien zu entwickeln.

Zusätzlich sollten Bildungseinrichtungen in Betracht gezogen werden, die Workshops oder Seminare zum Thema psychische Gesundheit anbieten. Solche Veranstaltungen fördern nicht nur das Wissen über bipolare Depression in der breiten Öffentlichkeit, sondern schaffen auch einen Raum für offenen Dialog und Diskussion.

Letztlich ist es wichtig, dass Angehörige ebenfalls Zugang zu diesen Ressourcen haben. Sie spielen eine entscheidende Rolle im Unterstützungsprozess von Betroffenen und profitieren von Informationen über den Umgang mit der Erkrankung sowie von Strategien zur Förderung eines positiven Umfelds.

Referenzen:

- American Psychiatric Association. (2013). Diagnostic and Statistical Manual of Mental Disorders (5.Auflage).
- Goodwin, F. K., & Jamison, K. R. (2007). Manic-Depressive Illness: Bipolar Disorders and Recurrent Depression.
- Hirschfeld, R. M. A. (2000). Bipolare Störungen: Ein Leitfaden für Betroffene und Angehörige.
- Müller, A. (2020). *Bipolare Störungen: Ein Leitfaden für Angehörige*. Verlag XYZ.
- Müller, A. (2020). Krisenintervention: Grundlagen und Methoden.
- Schmidt, B. (2019). Resilienz stärken: Wege zur persönlichen Krisenbewältigung.
- Klein, C. (2021). Selbsthilfegruppen in der Psychotherapie: Ein Leitfaden.
- Hirschfeld, R. M. A., et al. (2003). The Mood Disorder Questionnaire: A Simple, Efficient Screening Tool for Bipolar Disorder.
- Müller, J. (2020). Psychische Erkrankungen: Diagnostik und Therapie.
- Beck, A. T. (2011). Kognitive Therapie der Depression.
- World Health Organization. (2020). Mental health: strengthening our response.
- Mayo Clinic. (2022). Healthy lifestyle changes for better well-being.
- Klein, C. (2021). Die Auswirkungen psychischer Erkrankungen auf Kinder: Eine Studie.
- Meier, D. (2018). Selbsthilfegruppen für Angehörige von Menschen mit bipolarer Störung.
- Wagner, J., & Müller, H. (2018). Resilienz und psychische Gesundheit: Strategien zur Bewältigung von Krisen.

Das Buch "Bipolare Depression" behandelt eine komplexe psychische Erkrankung, die Millionen von Menschen weltweit betrifft. Es zielt darauf ab, ein besseres Verständnis für bipolare Depression zu schaffen und bietet wertvolle Informationen über Symptome, Behandlungsmöglichkeiten sowie Strategien zur Bewältigung der Erkrankung. Die Zielgruppe umfasst Betroffene, Angehörige und Fachleute im Gesundheitswesen.

Zu Beginn wird ein Überblick über die bipolare Depression gegeben, einschließlich ihrer Definition, häufigster Symptome und statistischer Daten zur Verbreitung der Erkrankung. In den folgenden Kapiteln werden die verschiedenen Phasen der bipolaren Störung detailliert beschrieben, wobei der Fokus auf den emotionalen und psychologischen Herausforderungen in manischen und depressiven Phasen liegt. Zudem werden biologische und umweltbedingte Faktoren untersucht, die zur Entstehung der Erkrankung beitragen können.

Ein zentraler Teil des Buches widmet sich den Behandlungsmöglichkeiten. Sowohl medikamentöse Therapien als auch psychotherapeutische Ansätze werden vorgestellt, wobei betont wird, wie wichtig eine individuelle Anpassung der Behandlung ist. Selbsthilfegruppen und soziale Unterstützung spielen ebenfalls eine bedeutende Rolle. Darüber hinaus werden Strategien zur Krisenbewältigung und zur Förderung der psychischen Gesundheit im Alltag erörtert. Praktische Tipps zur Verbesserung des Lebensstils helfen dabei, Symptome zu lindern und die Lebensqualität zu steigern.

Insgesamt vermittelt das Buch wertvolle Erkenntnisse und Ratschläge, die dazu beitragen können, die Herausforderungen der bipolaren Depression besser zu bewältigen und ein erfülltes Leben zu führen.

© 2025 Alexander Armin
Verlag: BoD · Books on Demand GmbH, In de Tarpen 42, 22848 Norderstedt,
bod@bod.de
Druck: Libri Plureos GmbH, Friedensallee 273, 22763 Hamburg
ISBN: 978-3-7693-8868-8